SUPERORGAN DARM

Aus Gründen der besseren Lesbarkeit wird bei Personenbezeichnungen und personenbezogenen Hauptwörtern in diesem Buch die männliche Form verwendet.
Entsprechende Begriffe gelten im Sinne der Gleichbehandlung grundsätzlich für alle Geschlechter. Die verkürzte Sprachform hat nur redaktionelle Gründe und beinhaltet keine Wertung.

DR. MED. CHRISTIAN THUILE

SUPERORGAN DARM

WARUM UNSERE DARMGESUNDHEIT ENTSCHEIDEND FÜR EIN LANGES LEBEN IST UND WAS WIRKLICH GEGEN BESCHWERDEN HILFT

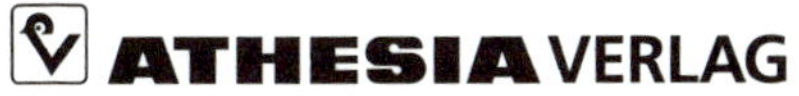

Kümmere dich um deinen Körper.
Es ist der einzige Ort,
den du zum Leben hast.

Jim Rohn

INHALT

VON OBEN BIS UNTEN:
Wie Verdauung funktioniert

↘ BEISSEN, KAUEN, SCHLUCKEN UND WAS DANACH PASSIERT

Es ist eine fast unglaubliche Zahl: 330 Kilogramm feste Nahrung nimmt ein Mensch in einem Jahr zu sich. Viele von uns sicherlich noch das ein oder andere Kilogramm mehr. Das sind in einem Leben – wenn man 80 Jahre alt wird – sagenhafte 26 Tonnen. Also 26.000 Kilogramm. Dazu kommen noch gut 50.000 Liter Flüssigkeit, die wir als Wasser, Saft, Bier oder Wein ins uns reinkippen.

Was hier ziemlich imposant wirkt, beeindruckt uns normalerweise kaum bis gar nicht. Mund auf, abbeißen, kauen, schlucken – aus dem Auge aus dem Sinn gewissermaßen. Natürlich isst das Auge mit. Und auch die Riechrezeptoren und Geschmacksknospen erfreuen sich zumindest kurzzeitig an dem feinen Mahl, dem schnellen Schokoriegel oder dem knackigen Apfel. Doch was danach mit all den Leckereien passiert, nehmen wir nicht mehr bewusst wahr. Meistens zumindest. Hin und wieder machen sich die hochkomplexen Verdauungsvorgänge, die sich nach dem Schlucken in unserem Inneren abspielen, durch Grummeln, Ziehen oder einen harmlosen Pups bemerkbar. Normalerweise aber nehmen wir unsere Nahrung erst dann wieder wahr, wenn wir uns Stunden und Tage später auf der Toilette sitzend ihrer Reste entledigen.

Dazwischen – von oben nach unten – haben sich allerdings spektakuläre und meistens hocheffiziente Vorgänge abgespielt, die unser Überleben sichern, aber auch unser Denken und Fühlen beeinflussen und über Wohl und Wehe, Gesundheit und Krankheit, Hoch und Tief in unserem Leben entscheiden. Es lohnt sich also, diese komplexen Prozesse aus dem Dunkel unseres Körpers an das Licht zu holen.

Wir beginnen unsere Reise durch den ungefähr acht Meter langen Magen-Darm-Trakt oben, im Mund. Dort fällt der Startschuss für die Verdauung, zu einem Zeitpunkt, an dem wir durch unser willentliches Zutun noch Einfluss auf die Verwertung unserer Nahrungsmittel nehmen können. Verdauung bedeutet im Grunde nichts anderes als die Zerlegung der Nahrung in unserem Körper und die Aufnahme der unterschiedlichsten Nährstoffe in den Organismus. Der Duden führt das Wort „verdauen“ auf das Althochdeutsche *firdewen* zurück und schreibt ihm die Bedeutung „verflüssigen“ oder „auflösen“ zu. Genau das passiert mit jedem Stück Brot, jedem Bissen Fleisch, jedem Keks oder Schokowürfel, den wir essen: Es wird zerhackt, zerkleinert und geknetet, bis nur mehr ein zähflüssiger Brei übrigbleibt. Bis dahin hat unser Körper alles, was an Wertvollem in unserem Essen steckt, herausgezogen und für sein und unser Funktionieren verwendet.

Gut gekaut ist halb verdaut

Nehmen wir an, wir essen Spaghetti mit Tomatensoße. Dann mag das für uns nur lecker schmecken und unseren Hunger stillen, unser Organismus giert aber nach den inneren Werten unserer Mahlzeit: nach ihren Kohlenhydraten, Fetten, Eiweißen, Vitaminen und Mineralstoffen. Um an diese zu gelangen, ist er auf unsere Unterstützung angewiesen: Durch Beißen und Kauen bringen wir die Nudeln – und alles, was wir essen – auf portionsgerechte, vor allem aber auf verdaubare Größe. Das ist bereits der erste Schritt, der einem effizienten Verdauungsprozess zugrunde liegt.

Wenn wir zu schnell essen oder stressbedingt zu hastig kauen, geht dieser erste wichtige Verdauungsschritt verloren. Unglaublich viele

Bauchprobleme können bereits hier ihren Ursprung nehmen und werden oft übersehen. Je weniger gekaut unsere Nahrung in den Magen gelangt, umso schwerer ist ihre Verdauung und umso länger liegt uns das Essen schwer im Magen. Das kann auch zu einer Übersäuerung führen, denn je größer die Teile sind, die in den Magen kommen, desto mehr Säure brauchen wir, um sie zu zerkleinern. Mehr Säure erhöht wiederum das Risiko für eine Magenschleimhautentzündung (Gastritis) oder für das häufige saure Aufstoßen, das sogenannte Sodbrennen. Ebenso der Reizmagen, unter dem immer mehr Menschen leiden, hängt ganz eng mit den Verdauungsvorgängen in unserem Mund zusammen. Viele, die über Bauchschmerzen oder Verdauungsprobleme klagen, haben das Gefühl, fast gar nichts mehr zu vertragen. Dabei liegt die Ursache meist nur in einem zu wenig gekauten Nahrungsbrei. Außerdem kann laut neuesten Studien durch das Kauen auch unser Mikrobiom, also die Bakterienlandschaft in unserem Darm, ganz wesentlich und nachhaltig beeinflusst werden.

8 Meter legt ein jeder Bissen vom Mund bis zum Darmausgang zurück. Nur ein kleiner Teil dieser Strecke entfällt auf Speiseröhre und Magen. Mit bis zu 6 Metern ist der Dünndarm der längste Abschnitt im Verdauungstrakt.

Nicht von ungefähr kommt deshalb das Sprichwort „Gut gekaut ist halb verdaut". Je besser wir kauen, umso kleiner sind die Nahrungsbrocken und umso größer ist deren Oberfläche, die eine ideale Angriffsfläche für die Verdauungssäfte ist. Diese Vorverdauung im Mund nimmt Magen und Dünndarm viel Arbeit ab und sorgt dafür, dass unser Organismus schneller an die wichtigen Nährstoffe gelangt. Diese bestehen aus langen Ketten fest miteinander verbundener Bausteine, die in ihre Einzelteile zerlegt werden müssen. Erst dann wird jene Energie und Kraft frei, die über das Blut zu den Organen gelangen und dort wirksam werden kann. Ein anschaulicher Vergleich ist der mit einem Baumstamm: Er muss zunächst zersägt und in handliche Holzscheite gehackt werden, bevor er im Ofen angefeuert werden und wohlige Wärme spenden kann.

KRAFTVOLL ZUBEISSEN

Unsere Beißkraft ist erstaunlich: Die Backenzähne zermahlen die Nahrung mit einem Druck von 80 Kilogramm pro Quadratzentimeter. Damit können wir durchaus mit der Kraft mithalten, mit der ein Wolf zubeißt, nicht aber mit jener eines weißen Haies, die mit 1,8 Tonnen angegeben wird, und jener eines Löwen mit 560 Kilogramm Druck.

Neben den Kaubewegungen und dem Kaudruck spielt im Mund auch der Speichel eine essenzielle Rolle für die Verdauung. Aus sechs großen und mehreren Hundert kleinen Speicheldrüsen strömt Flüssigkeit in den Mundraum – nicht erst beim ersten Kontakt mit unseren Spaghetti, sondern bereits bei deren Geruch und Anblick. Uns läuft im wahrsten Sinne des Wortes das Wasser im Mund zusammen. Gleichzeitig aktivieren Nervenimpulse bereits den Verdauungstrakt: In der Wand des Magens springen Drüsen an, die noch vor dem ersten Bissen Magensaft produzieren und in den Magen pumpen.

Wo Verdauung beginnt: Der Mund- und Rachenraum

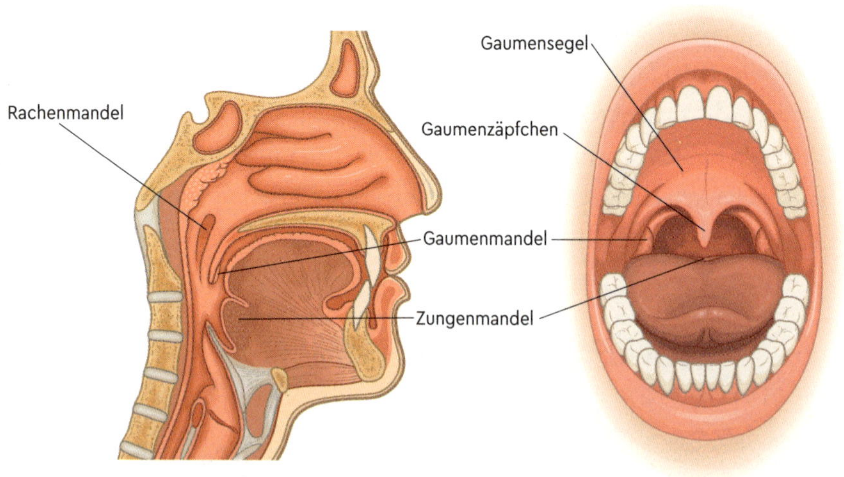

Bis zu 1,5 Liter Speichel wird an einem Tag gebildet – rund um die Uhr, die größte Menge allerdings beim Essen. Er wird beim Kauen mit der Nahrung vermischt und macht diese schlüpfrig und breiig. Der Speichel enthält auch wichtige Enzyme, die man sich als Schneidewerkzeuge vorstellen kann. Sie beginnen bereits im Mund damit, die langen Nährstoffketten „aufzuschneiden" bzw. aufzuspalten. So zerlegt das Enzym Amylase langkettige Kohlenhydrate, die in Nudeln, Brot oder Kartoffeln enthalten sind und aus Zuckermolekülen gebildet werden. Aus diesem Grund schmecken die Nudeln süß, wenn wir lang genug daran kauen. Das Enzym Lipase hingegen ist für die Aufspaltung der Fette zuständig.

Weil mit jedem Nahrungsmittel, das wir zu uns nehmen, nebenbei unzählige Bakterien und potenziell gefährliche Mikroorganismen in unseren Mund gelangen, enthält der Speichel auch eine Armada an Abwehrstoffen, die ihren Angriff auf mögliche Feinde bereits in der Mundhöhle starten.

Grob zerkleinert, mit wichtigen Verdauungs- und Abwehrhelfern ausgestattet und gleitfähig für den Weitertransport gemacht, sind unsere Nudeln nun bereit für den zweiten Schritt – in einem Schluck geht es an den für die weitere Aktivierung der Abwehrkräfte wichtigen Zungen- und Gaumenmandeln vorbei in den Rachen. Damit die Nahrung weiter in die Speiseröhre rutscht und nicht in die Luftröhre, legt sich beim Schlucken automatisch der Kehldeckel auf die Luftröhre, während sich gleichzeitig das Gaumensegel hebt, um die Nase abzudichten.

Das Schlucken der gekauten und damit bereits vorverdauten Nahrung ist der letzte Schritt des Verdauungsvorganges, den wir bewusst wahrnehmen und steuern können. Mit dem Verlassen des Mundraumes beginnt unser Verdauungssystem autonom zu arbeiten und unsere Nudeln ohne unser Zutun in oft mehrstündiger Arbeit bis an das Ende des Magen-Darm-Traktes zu bringen.

In Wellen abwärts

Mit wellenartigen Muskelbewegungen, der Peristaltik, wird der Nahrungsbrei über die etwa 20 Zentimeter lange Speiseröhre nach unten, in Richtung Magen, befördert. Dort, am unteren Ende der Speiseröhre, sorgt ein Schließmuskel dafür, dass die Nahrung zwar in den Magen gleiten kann, ein Zurückströmen in die Speiseröhre aber verhindert wird. Passiert dies doch, ist also dieser Schließmuskel geschwächt, spricht man von Sodbrennen. In Notfällen beteiligt sich

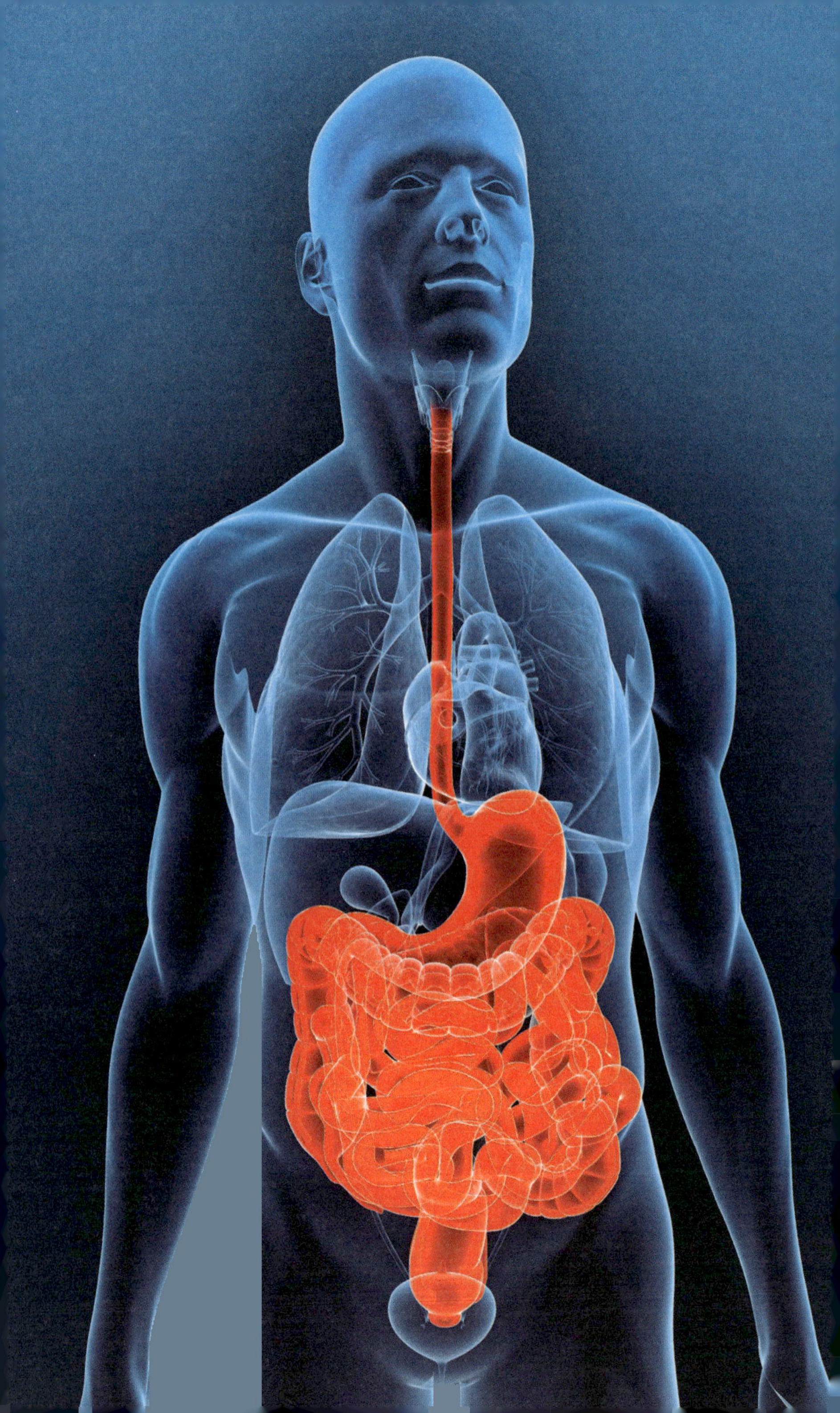

der Schließmuskel zwischen Speiseröhre und Magen auch an einer Umkehr des gesamten Verdauungsprozesses – das Gegessene wird wieder zurück in Richtung Mund befördert. Erbrechen, wie wir später im Buch noch erfahren werden.

Bei aufrechtem Gang oder Stand unterstützt die Schwerkraft das Hinabgleiten des Speisebreies in den Magen. Notwendig ist sie allerdings nicht. Die wellenartigen Muskelbewegungen der Speiseröhre, die ohne unser Zutun oder unsere Steuerung einsetzen, ermöglichen auch ein Schlucken gegen die Schwerkraft. Theoretisch könnten wir also im Kopfstand essen und trinken – dank der Peristaltik, die es im Übrigen auch im Darm gibt. Bequem ist das natürlich nicht.

PERISTALTIK

Der Begriff „Peristaltik" beschreibt die Muskeltätigkeit verschiedener Hohlorgane. Die Wände von Speiseröhre, Magen, Dünndarm und Dickdarm werden zum Großteil von einer Muskelschicht gebildet. Durch wellenförmige rhythmische Kontraktionen dieser Muskeln, die autonom, ohne unser aktives und bewusstes Zutun, einsetzen, wird die Nahrung durch die Verdauungsorgane transportiert. Die propulsive Peristaltik beschreibt die Vorwärtsbewegung der Nahrung, die retrograde Peristaltik geht in die entgegengesetzte Richtung und führt zum Erbrechen. Eine weitere Form, die nicht-propulsive Peristaltik, kennt keine Richtung, sondern dient dem Durchmengen und Durchmischen der Nahrung, zum Beispiel im Magen und im Darm. Die Peristaltik lässt sich übrigens „von außen" unterstützen, zum Beispiel durch Bewegung. Daher kommt der Rat zu einem Verdauungsspaziergang nach einem üppigen Mahl.

Willkommen in der Chemiefabrik

Im Magen werden unsere mehr oder weniger grob zerhackten Nudeln schon erwartet – vom Magensaft, der in Aussicht des üppigen Mahles in den Magen gepumpt worden ist. Zwei bis drei Liter dieser Flüssigkeit werden jeden Tag von speziellen Drüsen in der Magenwand hergestellt, je nach Mahlzeit ist es etwa ein halber Liter. Die Zusammensetzung dieses Saftes lässt den Magen zu einer wahren Chemiefabrik werden: Zum Großteil besteht er aus aggressiver Salzsäure, die nicht nur bei der Zerkleinerung und Aufspaltung unserer Nahrungsmittel hilft, sondern auch Bakterien, Viren und Pilze, die mit unserem Essen in den Magen gelangen, unschädlich macht. Nur ein Bakterium zeigt sich häufig unbeeindruckt von der ätzenden Magensäure: Helicobacter pylori. Dieser Krankheitserreger produziert ein Enzym, das Säuren neutralisieren kann. So schafft er sich ein säurefreies Umfeld und nistet sich in der Magenwand ein, wo er zu dauerhaften Entzündungen der Magenschleimhaut (Gastritis) und Geschwüren bis hin zum Magenkrebs führen kann.

Die Säure ist derart aggressiv, dass sie auf Dauer selbst Stein und Eisen gefährlich werden könnte. Dass sie nicht auch den Magen selbst „verdaut“, ist einer schützenden Schleimschicht zu verdanken, die von speziellen Magendrüsen gebildet wird und mit der die Innenfläche des Magens überzogen ist.

Magensaft enthält noch weitere für die Verdauung wichtige Stoffe: Das Verdauungsenzym Pepsin beginnt im sauren Milieu des Magens mit der Aufspaltung der Eiweiße, während das Enzym Lipase die Verdauung der Fette in Angriff nimmt. Im Magensaft befindet sich auch ein Stoff namens „Intrinsic-Faktor“, ein Eiweiß, das gewissermaßen als Leibwächter für das Vitamin B12 dient. Dieses kann vom Körper nicht selbst hergestellt werden, sondern muss mit der Nahrung oder bei einem Mangel – den heutzutage sehr viele Menschen aufweisen – über Ergänzungsmittel zugeführt werden. Es ist für den Körper lebenswichtig, weil er es für die Bildung der roten Blutkörperchen und wichtiger Nervenbotenstoffe, für die Zellerneuerung sowie den Eiweiß- und Fettstoffwechsel benötigt. In den Magen gelangt Vitamin B12 an Eiweiße gebunden. Magensäure und Pepsin lösen diese Verbindung, woraufhin der „Intrinsic-Faktor" ins Geschehen eingreift und das wichtige Vitamin unbeschadet zum Dünndarm transportiert, wo es ins Blut aufgenommen werden kann.

MAGENSÄUREHEMMER

Magensäurehemmer, auch Protonenpumpenhemmer oder „Magenschutz" genannt, sind Medikamente, die die Bildung von Magensäure in den Drüsenzellen des Magens durch Hemmung von sogenannten Protonenpumpen um bis zu 90 Prozent reduzieren. Bekannte Wirkstoffe solcher Medikamente sind Pantoprazol oder Omeprazol. Sie werden bei Schäden der Magen- oder Speiseröhrenschleimhaut verschrieben, die durch die Magensäure hervorgerufen wurden. Auf diese Weise können beispielsweise eine Gastritis, Magengeschwüre oder Sodbrennen ausheilen. Sie werden auch verschrieben, wenn Medikamente über einen längeren Zeitraum eingenommen werden müssen, die Magenbeschwerden begünstigen können. Allerdings ist vor allem eine Langzeiteinnahme in der Ärzte- und Forscherwelt umstritten. Wird zu wenig Magensaft produziert, beeinflusst dies die Verdauung negativ. Die aufgenommene Nahrung wird weniger gut vorverdaut, Krankheitserreger haben leichteres Spiel, und Vitamin- und Nährstoffmängel können auftreten, da zum Beispiel Vitamin B12, Eisen, Kalzium und Magnesium auf Magensäure angewiesen sind, um in den Körper aufgenommen werden zu können. Deshalb ist von einer Dauereinnahme abzusehen.

Der Magen bearbeitet seinen Inhalt aber nicht nur chemisch, sondern auch mechanisch: In regelmäßigen Abständen ziehen sich alle drei Muskelschichten der Magenwand zusammen und schaukeln die Nahrungsbröckchen durch das sackartige Hohlorgan. Dabei zerfallen die Speisereste in immer kleinere Teile. Unsere Spaghetti werden immer dünnflüssiger und gelangen schließlich an das untere Ende des Magens, wo ein Ringmuskel den nur etwa reiskorngroßen Ausgang zum Dünndarm kontrolliert, der Pförtner – *nomen est omen.* Dieser lässt nur Flüssigkeiten oder maximal ein Millimeter große Bröckchen passieren. Je nach Beschaffenheit der Nahrung kann dies mitunter mehrere Stunden dauern. Kohlenhydrate wie unsere Nudeln sind relativ schnell – in ungefähr einer halben Stunde – auf „Durchlassgröße“ gebracht, bei Fetten und Eiweißen, also beim Steak oder den Hülsenfrüchten, dauert dies oft beträchtlich länger. Abhängig ist die Verweildauer im Magen auch von der Kauleistung zuvor im Mund: Schlecht gekaute Nahrungsmittel müssen oft stundenlang im Magen bearbeitet werden.

Wie schnell sich der Magen seines Inhaltes entledigen kann, hängt auch von Hormonen und den Millionen Nervenzellen ab, die den Magen-Darm-Trakt durchziehen und deshalb gerne als „zweites Gehirn“ oder „Bauchhirn“ bezeichnet werden. Diese Nervenzellen

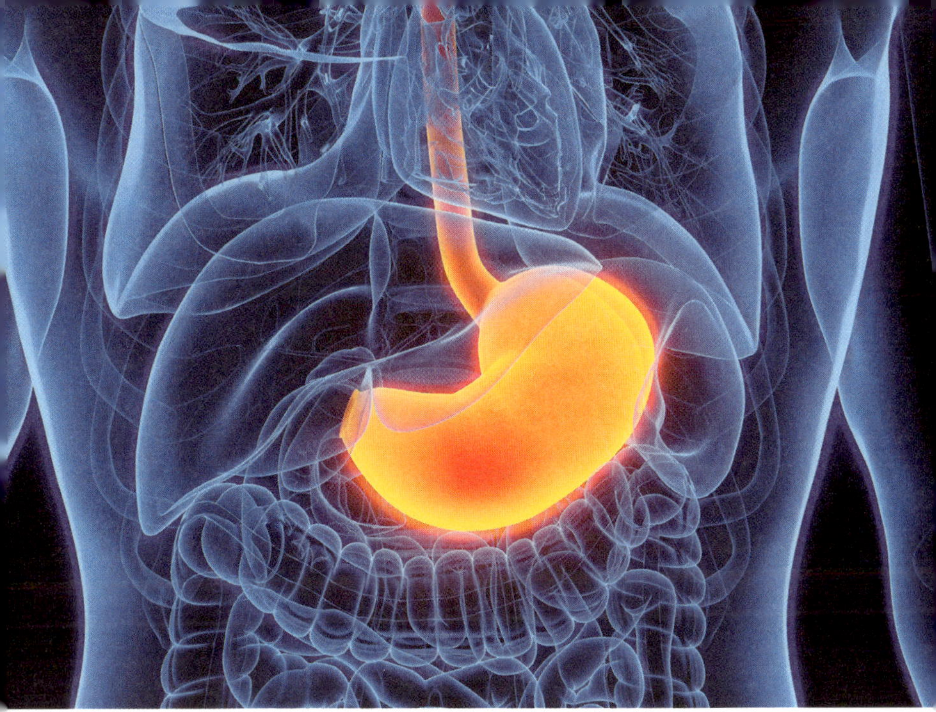

stehen im ständigen Austausch mit dem Gehirn im Kopf und signalisieren diesem zum Beispiel, wann man satt oder hungrig ist. Umgekehrt kommuniziert der Kopf mit dem Bauch und veranlasst etwa bei Stress eine langsamere Darmtätigkeit (mehr dazu auf Seite 100). Die Nerven signalisieren dem Magen bzw. dem Pförtner aber auch, wie viel Nahrungsbrei bereits im Dünndarm ist, sodass dieser danach seine Tätigkeit ausrichten kann: Ist der Dünndarm gut gefüllt, lässt der Pförtner weniger Nachschub aus dem Magen durch, leert sich der Dünndarm, öffnet auch der Pförtner seine Schleusen wieder.

Feste Nahrung verbringt ungefähr eine bis fünf Stunden im Magen. Er ist damit gewissermaßen ein Zwischenspeicher auf dem Weg in den Dünndarm, der Verdauungs-Hochburg. Dort endet die Reise für Kohlenhydrate, Fette, Eiweiße, Vitamine und Spurenelemente, die wir mit unserer Mahlzeit aufgenommen haben.

DER MAGEN

Der Magen liegt im linken Oberbauch, direkt unter dem Zwerchfell. Sein Eingang („Cardia") befindet sich in der Regel auf der Höhe des 10. Brustwirbels, der Magenausgang („Pförtner") auf Höhe des 1. bis 2. Lendenwirbels. In mäßig gefülltem Zustand ist der Magen etwa 20 Zentimeter lang, und er hat eine Füllmenge von 1,2 bis 1,6 Litern.

Das Zentrum der Verdauung

Rein äußerlich ähnelt der Dünndarm einem etwa vier Zentimeter breiten Schlauch, der geschickt aufgeknäuelt und gefaltet in der Bauchhöhle liegt. Ausgerollt hätte der Dünndarm eine Länge von fünf bis sechs Metern – er ist damit drei- bis viermal länger als der Mensch, der ihn beherbergt. Und als wäre das allein nicht schon bemerkenswert genug, steckt in dem Dünndarm noch viel mehr: Gefaltet ist nämlich nicht nur der Dünndarm selbst, sondern auch sein Innerstes. Bildlich kann man sich das so vorstellen: Würde man den Dünndarm aufschneiden und aufklappen, käme eine Schleimhaut zum Vorschein, die sich ihrerseits noch mal faltet und wölbt. Auf den zig Falten sitzen Ausstülpungen, die Zotten. Und auf diesen befinden sich noch Millionen von Darmzellen mit fingerartigen Fortsätzen, was der gesamten Schleimhaut ein samtiges Aussehen gibt. Um diese Zotten und Fortsätze schmiegt sich der Speisebrei, der durch den Dünndarm rutscht. Ziel dieses ausgeklügelten Systems ist es, die Oberfläche des Dünndarms massiv zu vergrößern, um die Aufnahme der lebenswichtigen Nährstoffe in den Blutkreislauf

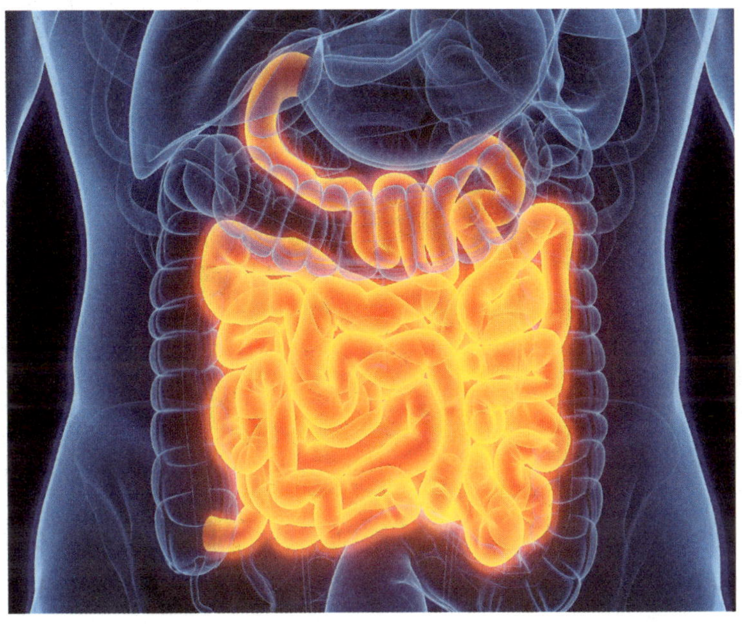

zu erleichtern und zu beschleunigen – immerhin die Hauptaufgabe des Darms. Auf diese Weise bringt es der Dünndarm, würde er entfaltet und glattgestrichen, auf eine Fläche von gut und gerne 100 bis 200 Quadratmetern – was in etwa einem Tennisfeld entspricht. Zum Vergleich: Unsere Hautoberfläche misst ungefähr zwei Quadratmeter, unsere Darmwelt ist also bis zu hundertmal größer. Der Darm ist damit die größte Kontaktfläche zur Außenwelt. Denn auch wenn die Verdauungsorgane im Inneren unseres Körpers liegen, sind sie gewissermaßen ein oben und unten zur Außenwelt geöffneter Schlauch. Dessen Wände fungieren als ein wichtiger Schutzwall – darauf ausgerichtet, nur Gutes durch sie hindurch in den Körper zu lassen und Schlechtes abzuwehren und aus dem Körper zu transportieren.

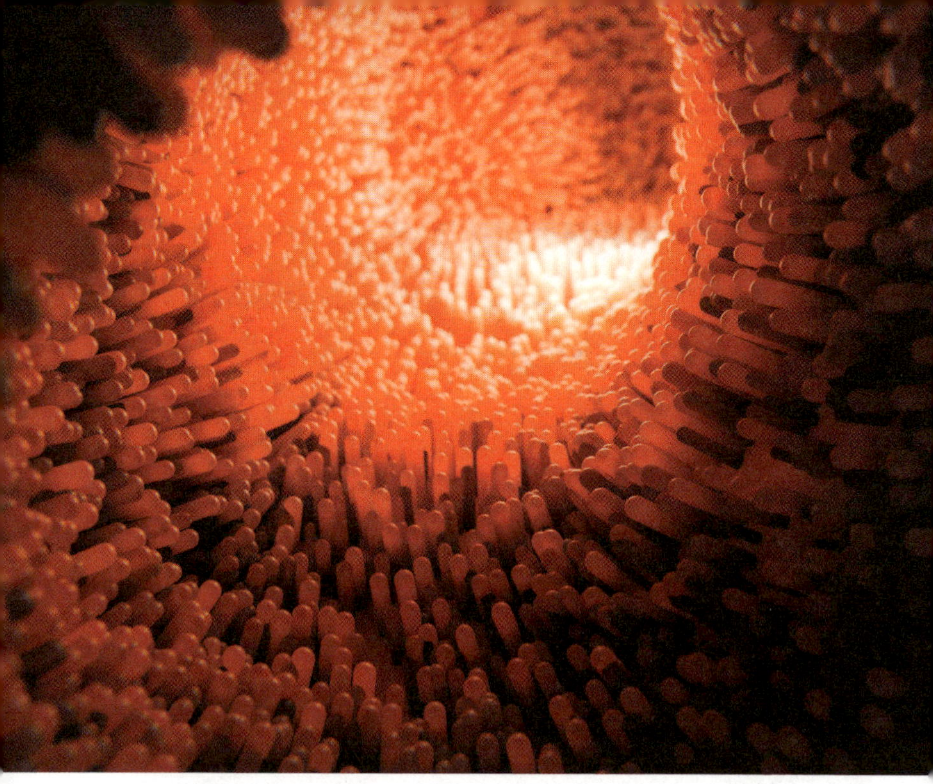

Ein Blick in unseren Dünndarm

DER EWIG JUNGE DARM

Während der Mensch Tag für Tag altert, bleibt der Darm ewig jung. Jeden Tag werden nämlich Milliarden Darmzellen in der Schleimhaut ausgemustert und durch neue, frische Zellen ersetzt. Die meisten der Darmzellen werden innerhalb von fünf bis sieben Tagen komplett ausgetauscht, kein Teil der Darmwand ist älter als ein paar Wochen. Die Fähigkeit, sich eigenständig zu erneuern und aus Darmstammzellen jegliche Art von Darmzellen zu bilden, ist entscheidend für die natürliche Anpassungsfähigkeit der Verdauungsorgane.

Unser Nahrungsbrei erreicht, wenn er vom „Pförtner“ am Magenausgang durchgeschleust wurde, zuerst den Zwölffingerdarm. *Nomen est omen* auch hier: Der erste Teil des Dünndarms wurde nach seiner Länge benannt – er ist in etwa so lang wie zwölf nebeneinander gelegte Finger breit sind, also 25 bis 30 Zentimeter. In peristaltischen Bewegungen wird der Speisebrei weiter durchmischt und durch das Dünndarm-Schlauchsystem geschleust. Er ist zwar schon ziemlich weit aufgearbeitet, dünnflüssig und schleimig, enthält allerdings noch den Großteil seiner inneren Werte. Der Magen selbst nimmt nämlich kaum etwas von den Nährstoffen auf. Wie bereits erwähnt, geschieht dies nun im Dünndarm. Der Nahrungsbrei wird hin- und hergeschaukelt, mit verschiedenen Enzymen vermischt, die Fette, Eiweiße und Kohlenhydrate auf Molekülgröße bringen, und gegen die Ausstülpungen und Falten der Darmschleimhaut gepresst. Hilfe erhält der Dünndarm bei dieser Arbeit von Bauchspeicheldrüse und Leber bzw. Gallenblase, die mit ihren Sekreten die Aufspaltung und Verwertung der Nährstoffe unterstützen und den im Magen angesäuerten Nahrungsbrei neutralisieren und die wir später noch kennenlernen werden (siehe Seite 36).

Im zweiten Teil des Dünndarmes, dem Leerdarm, werden Kohlenhydrate, Eiweiße und Fette zu Zuckermolekülen, Aminosäuren und Fettsäuren zerlegt. Sie können nun von den Zellen der riesigen Darmschleimhaut aufgenommen und ins Blut und in den Lymphkreislauf abgegeben werden. Damit erreichen sie das Innere des Körpers.

Auch jede Menge Flüssigkeit gelangt rund um die Uhr in den Dünndarm: Es sind zwei bis drei Liter, die wir jeden Tag trinken sollten, aber die weitaus größere Menge – man schätzt ungefähr sieben Liter – sind Speichel, Magensaft sowie Sekrete aus Galle und Bauchspeicheldrüse.

Der größte Teil der Flüssigkeit wird über die Darmschleimhaut in den Körper aufgenommen. Über den Blutkreislauf wird sie zu den Zellen transportiert. Flüssigkeit, die dort nicht verbraucht wird, gelangt mit den Abfallstoffen aus den Zellen über das venöse Blut in die Nieren, wird gefiltert und als Urin über die Harnleiter in die Blase geleitet. Von dort verlässt es wieder den Körper. Der kleinere Teil der Flüssigkeit – etwa 1,5 Liter – ist dem Nahrungsbrei untergemischt, der vom Dünndarm in den Dickdarm gleitet wird.

Mit dem Blut und der Lymphflüssigkeit verteilen sich die Nährstoffe auf den gesamten Organismus. Dort, in den Körperzellen, stehen sie als Energiespender oder Bausteine für Enzyme, Hormone und neue Zellen entweder unmittelbar zur Verfügung oder werden für den Bedarf gespeichert. Auch für Vitamine und Mineralstoffe ist die Reise durch den Magen-Darm-Trakt an dieser Stelle zu Ende: Sie marschieren, ohne dass sie vorher aufgespalten werden mussten, durch die Darmschleimhaut an ihren Bestimmungsort (siehe Seite 54).

Neben Zellen zur Aufnahme der Nährstoffe und Zellen, die Schleim abgeben, um damit den Darminhalt gleitfähiger zu machen, enthält die Darmschleimhaut auch Zellen zur Abwehr von Krankheitserregern und Schadstoffen. Einige überstehen nämlich den Säureangriff im Magen, andere können sich im Zuge des Verdauungsvorganges bilden. Damit sie nicht ins eigentliche Körperinnere gelangen, umgibt eine schützende Armada an Abwehrzellen die Darmwände. Mittlerweile weiß man, dass immerhin bis zu 80 Prozent aller Abwehrzellen, die der Mensch besitzt, im Darm zu finden sind, einige davon im Dünndarm. Folgerichtig heißt es deshalb, dass unser Immunsystem im Darm sitzt. Es leistet Tag für Tag Schwerarbeit, muss es doch jedes Molekül, das die Darmschleimhaut zu überwinden versucht, überprüfen, auf seine Gefährlichkeit einstufen und bei Bedarf unschädlich machen. Ist dies nicht mehr möglich und der Eindringling besonders gefährlich, muss an dieser Stelle von den Verteidigungszellen mitunter ein Notfallprogramm in Gang gesetzt werden, das uns als Erbrechen bekannt ist: Muskeln in Darm, Magen, Speiseröhre und Rachen ziehen sich krampfhaft zusammen und befördern den Mageninhalt wieder nach oben in Richtung Mund – ein reiner Schutzmechanismus unseres Immunsystems im Dünndarm.

Ab in die Resteverwertung

Am Ende des Dünndarms angelangt, ist der Großteil unseres Mahles im wahrsten Sinne des Wortes verdaut: Nährstoffe und ein Großteil des Wassers sind über die Darmwand in den Körper gelangt, auch Enzyme und Gallensäfte sind mit speziellen Transportmolekülen wieder aus dem Nahrungsbrei gefiltert und in den Körper zurückgebracht worden. Und doch gibt es einiges an Unverdaulichem, das der Dünndarm nicht aufnehmen kann und will. Dazu zählen beispielsweise Ballaststoffe, wie sie in Hülsenfrüchten, Vollkornprodukten, Gemüse und Obst enthalten sind. Sie wandern vom Dünndarm durch einen Ringmuskel in den etwa 1,5 bis zwei Meter langen und sechs Zentimeter breiten Dickdarm – unseren Resteverwerter. Eine ventilartige Klappe aus Schleimhautfalten verhindert an dieser Stelle, dass Darminhalt, einmal im bakteriell stark besiedelten Dickdarm angelangt, wieder in den Dünndarm zurückströmen kann.

Anatomisch betrachtet umrahmt der Dickdarm den Dünndarm – ähnlich wie ein Bilderrahmen –, windet sich im rechten Oberbauch steil nach oben, biegt in einer 90-Grad-Wendung nach links, um an der linken Körperseite wieder nach unten zu zielen, wo er mit dem

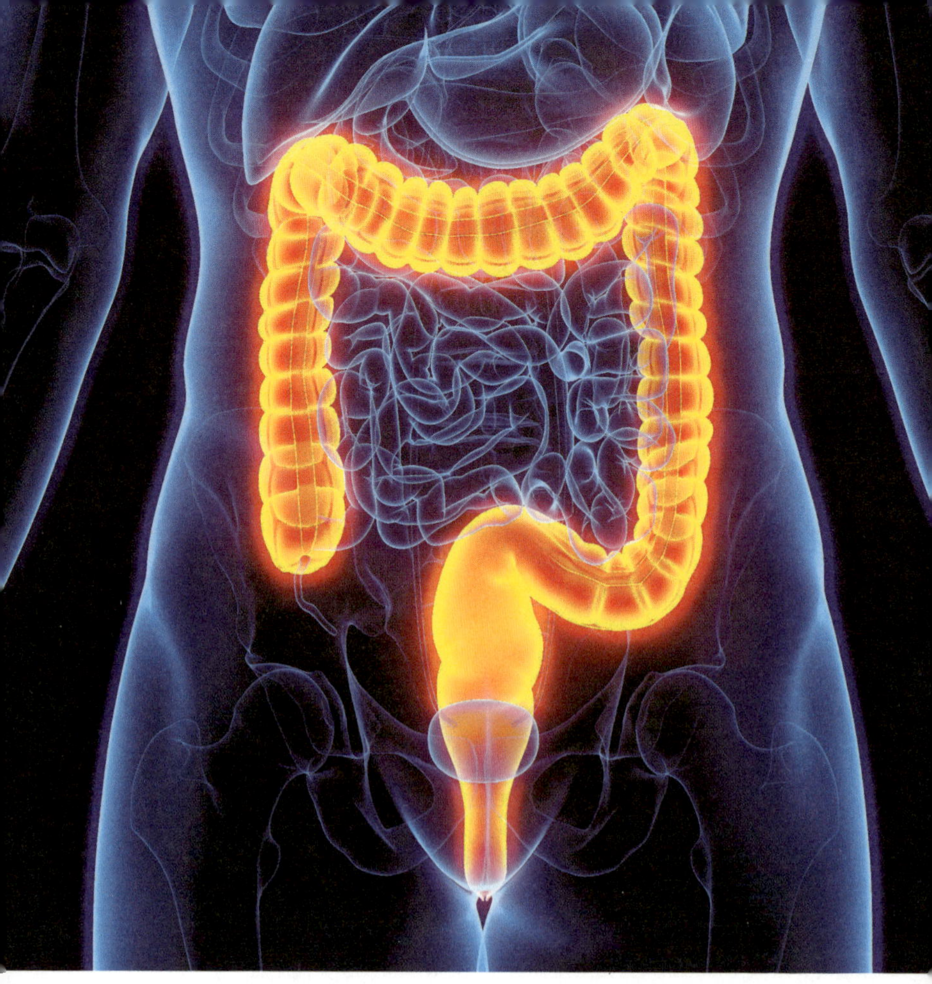

Rektum und dem Analkanal endet. In diesen 1,5 Metern befindet sich das Reich von Millionen von Mikroorganismen: großteils Bakterien, aber ebenso Viren und Pilze. Die Gesamtheit aller im Darm lebenden Mikroben nennt sich Darm-Mikrobiom oder die Darm-Mikrobiota. Weit verbreitet ist auch der Begriff „Darmflora", der aus einer Zeit stammt, als Bakterien fälschlicherweise dem Pflanzenreich zugeordnet wurden. Obwohl diese Erkenntnis mittlerweile überholt ist, hat sich der Begriff derart etabliert, dass ich ihn auch in diesem Buch verwende.

Ein Großteil dieser Bakterienwelt in uns ist im Dickdarm beheimatet, eher weniger im unteren Teil des Dünndarms. Diese Mikroben „kümmern“ sich in den nächsten ein bis zwei Tagen um die Reste unserer Mahlzeit. Mithilfe von Gärungs- und Fäulnisprozessen zersetzen sie das, was von Kohlenhydraten und Eiweißen übriggeblieben ist. Dabei entstehen mitunter Gase wie übelriechende Schwefelwasserstoffe, die als Darmwind bzw. Flatulenz dem Körper entweichen.

10 Prozent der vom Menschen benötigten Energie wird von den Mikroorganismen im Dickdarm beigesteuert.

Außerdem produzieren viele Bakterien aus den Überbleibseln der Nahrungsmittel über ihren eigenen Stoffwechsel Substanzen, die der Körper dringend braucht: Das sind Vitamine und Nährstoffe, die über die Wände des Dickdarms in den Körper gelangen. Damit leisten sie für den Organismus einen wichtigen Dienst: Knapp zehn Prozent der vom Menschen benötigten Energie wird von den Mikroorganismen im Dickdarm beigesteuert. Zudem schützen die Bakterien der Darm-Mikrobiota den Menschen vor Krankheitserregern, indem sie ihr Revier, den Dickdarm, nach Leibeskräften verteidigen. Weil aber auch die Darmbakterien dem Menschen gefährlich werden können, wenn sie aus dem „Schlauch“ des Dickdarms in das Körperinnere gelangen würden, ist dieser Bereich der Verdauungsorgane mit besonders vielen Immunzellen bestückt. Damit spielt der Dickdarm für das Immunsystem des Menschen eine noch größere Rolle als der Dünndarm. Eine gelungene Wechselbeziehung also zwischen den Darmbakterien und ihrem Wirt, dem Menschen. Und eine

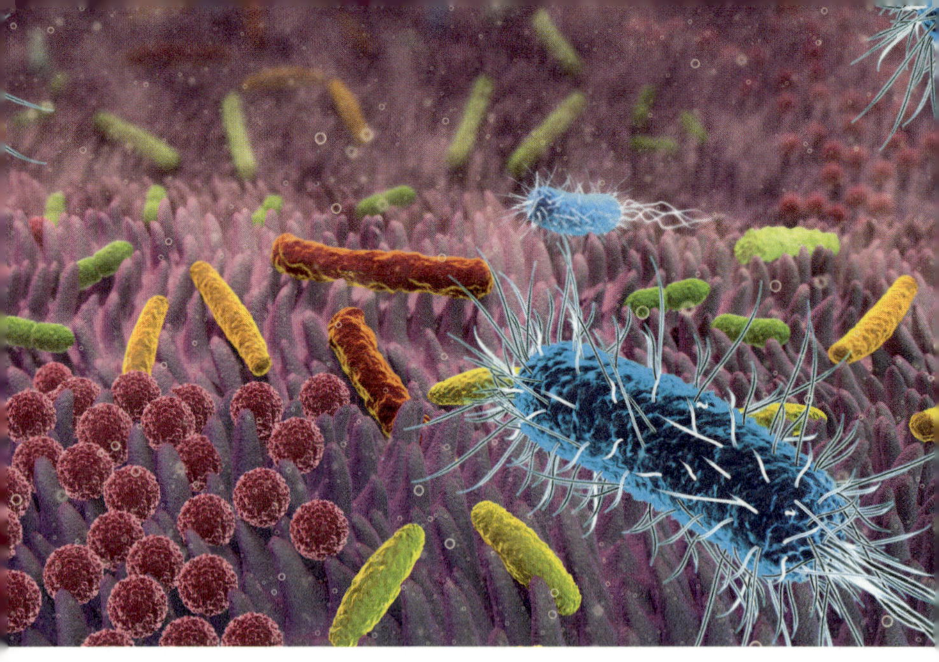

Billionen von Mitbewohnern leben in unseren Verdauungsorganen.

Wechselbeziehung, die in den vergangenen Jahren zunehmend erforscht wurde und eine immer größere Bedeutung für die Gesundheit des Menschen erhalten hat. Deshalb ist den Darmbakterien verdientermaßen ein eigenes Kapitel gewidmet (siehe Seite 43).

Durch autonome Bewegungen der Darmwände, der Peristaltik, wird der Brei langsam die 1,5 Meter langen Dickdarmgänge vorangeschoben. Dabei wird ihm verbliebenes Wasser weiter entzogen und über die Dickdarmwände in das Körperinnere geleitet, wodurch die Reste unserer Mahlzeit eingedickt werden. Dazu gesellt sich auf diesem Weg noch allerhand anderer Müll aus dem Körperkreislauf. In erster Linie sind das abgestorbene Darmzellen und Schleim, aber auch Bakterien und Mikroorganismen der Darmflora sowie Fäulnis- und Gärungsprodukte.

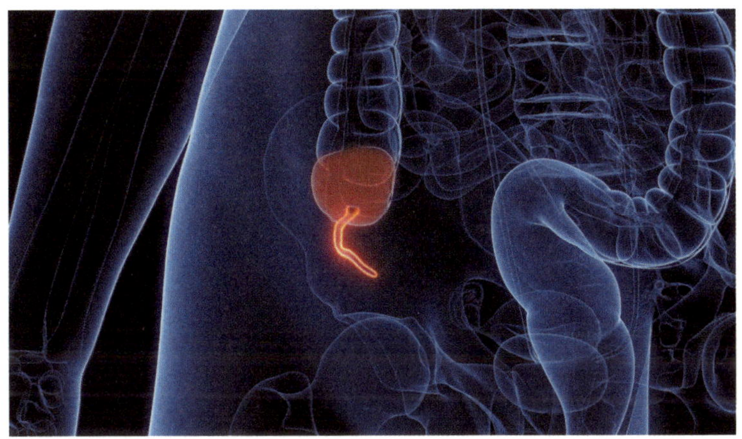

DER BLINDDARM

Der Blinddarm ist das Anfangsstück des Dickdarms, das etwa sieben Zentimeter lang ist und sackförmig in den rechten Unterbauch ragt. Seinen wenig attraktiven Namen verdankt der Blinddarm der Tatsache, dass er gewissermaßen ein blindes Ende des Dickdarms ist: Der Dünndarm mündet kurz oberhalb des Blinddarms seitlich in den Dickdarm und verbindet damit den oberen Teil der Verdauungsorgane mit seinem Ende. Im Volksmund wird häufig ein Fortsatz des Blinddarms als Blinddarm bezeichnet. Dabei handelt es sich um eine etwa fünf bis zehn Zentimeter lange schwanzförmige Struktur, die am Blinddarm hängt und in der Medizin Wurmfortsatz (Appendix) genannt wird. Dieser Teil – und nicht der eigentliche Blinddarm – ist auch betroffen, wenn von einer Blinddarmentzündung die Rede ist. Kommt es durch Kotreste oder einen Knick zu einer Verstopfung des Wurmfortsatzes, entzündet er sich, häufig im Kindesalter. In solchen Fällen wird der Appendix meist herausoperiert – in der Annahme, dass er und der Blinddarm keine wichtige Funktion für den Organismus haben. Dem ist allerdings nicht so. Beide – Blinddarm und Wurmfortsatz – sind nämlich großteils von lymphatischem Gewebe durchzogen, das Abwehrzellen gegen Krankheitserreger bildet. Damit sind diese vermeintlich entbehrlichen Bestandteile des Darms ein wichtiger Teil des Immunsystems. Außerdem bieten Blinddarm und Wurmfortsatz den Bakterien der Darmflora einen Rückzugs- und Zufluchtsort. Wird der Darm von einer Infektion geplagt, die sich durch Erbrechen oder Durchfall bemerkbar macht, geht dabei ein großer Teil der Darmflora zugrunde. Die guten Darmbakterien suchen dann Zuflucht im Blinddarm und seinem Fortsatz, wo sie sich vermehren und den Darm neu besiedeln, wenn das Schlimmste ausgestanden ist. Wer auf diesen Vorratsspeicher nicht mehr zurückgreifen kann, der leidet länger unter einer Magen-Darm-Infektion.

Der letzte Akt: Der Stuhlgang

Etwa 200 Gramm Abfall scheiden wir jeden Tag aus. Ist eine ausreichende Menge am Ende des Dickdarms, dem Mastdarm, angelangt, melden Nerven dem Kopfhirn, dass ein dringendes Bedürfnis ansteht. In diesem Moment wird uns die Verdauungstätigkeit, die mit dem letzten Schlucken aus unserem bewussten Erleben und Steuern verschwunden ist, wieder bewusst: Es drängt uns auf die Toilette, wo wir uns ein bis drei Tage nach einer Mahlzeit ihrer Reste entledigen.

Zum Großteil besteht der Stuhl aus Wasser, die festen Bestandteile sind abgestorbene Zellen der Darmschleimhaut, Dickdarmbakterien und unverdaute Nahrungsreste.

Ein prüfender Blick auf die eigenen Ausscheidungen lohnt sich. Farbe und Konsistenz unseres Stuhlganges lassen nämlich oftmals Rückschlüsse auf die Verdauungstätigkeit und die Gesundheit zu.

Stuhl-Konsistenz

Die Bristol-Stuhlformen-Skala – entwickelt von den Ärzten Kenneth Heaton und S. J. Lewis von der Universität Bristol in England – unterscheidet **sieben verschiedene Konsistenzen des Stuhlganges.**

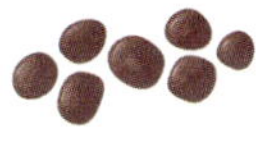

- **Typ 1:** einzelne, kleine, harte und schwer auszuscheidende Kügelchen

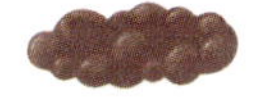

- **Typ 2:** klumpige Würstchen, schwer auszuscheiden

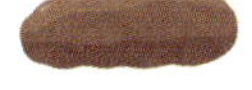

- **Typ 3:** wurstartig mit rissiger Oberfläche

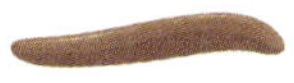

- **Typ 4:** wurstartig mit glatter Oberfläche

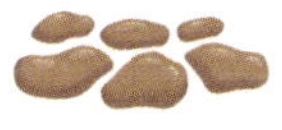

- **Typ 5:** weiche Kügelchen mit glatter Oberfläche, leicht auszuscheiden

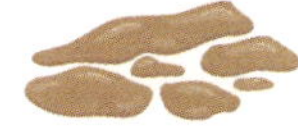

- **Typ 6:** breiige bis flockige Masse

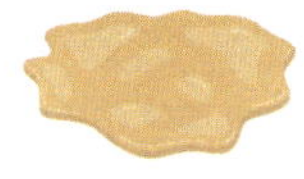

- **Typ 7:** flüssig, ohne feste Bestandteile

Die Typen 3 und 4 gelten als „normal", sie zeugen von einer gesunden Verdauung. Alle anderen Typen können mitunter vorkommen, sollten aber nicht an der Tagesordnung stehen. Ansonsten sollte man dies ärztlich abklären lassen. Typ 1 und 2 bedeuten Verstopfung und können auf Flüssigkeitsmangel oder schwer verdauliche Ballaststoffe hinweisen, Typ 6 und 7 fallen in die Kategorie Durchfall und deuten auf eine Infektion im Magen-Darm-Trakt hin.

Zu diesen sieben Typen würde ich noch den Bleistift-Stuhl hinzufügen. In diesem Fall ist der Stuhl dünn wie ein Bleistift. Die häufigste Ursache dafür ist Stress bzw. der sogenannte Reizdarm.

Stuhl-Farbe

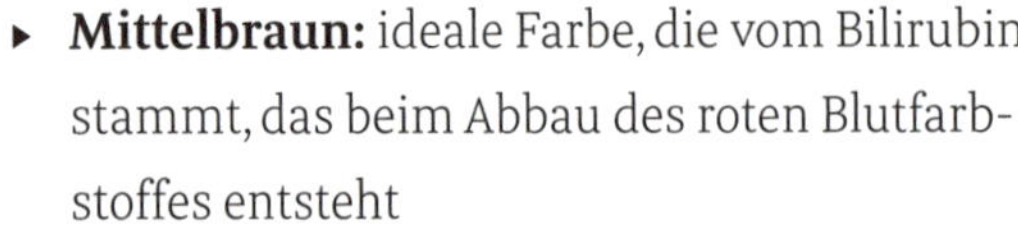

- **Mittelbraun:** ideale Farbe, die vom Bilirubin stammt, das beim Abbau des roten Blutfarbstoffes entsteht

- **Rot:** kann auf die Ernährung zurückzuführen sein oder auf Blut im Stuhl: Hämorrhoiden, Analfissuren, seltener aus Darmpolypen oder Darmkrebs kommen in Frage.

- **Grün:** kann auf die Ernährung zurückzuführen sein oder bei Durchfall auf eine Salmonellen-Infektion oder eine Magen-Darm-Grippe hinweisen.

- **Gelb:** Ursache dafür kann die Ernährung sein, aber auch Antibiotika. Außerdem kommen eine Glutenunverträglichkeit oder Störungen von Gallenblase oder Bauchspeicheldrüse in Frage.

- **Schwarz:** Blutungen im oberen Verdauungstrakt oder die Einnahme von Eisen- oder Kohlenpräparaten können verantwortlich sein.

- **Lehmfarben:** Ein Problem mit den Verdauungssäften bzw. in Galle oder Leber könnte vorliegen.

Veränderungen der Stuhlfarbe lassen sich meist auf die Ernährung zurückführen. Ist der Stuhl beispielsweise rötlich gefärbt, hat man vermutlich Rote Bete gegessen, bei grünlichem Stuhl liegt es mitunter am Verzehr von viel grünem Gemüse. Ist der Stuhl hingegen rot oder schwarzbraun, sollte man hellhörig werden bzw. genauer hinschauen: Dies könnte auf Blut im Stuhl hinweisen. Dann sollte ein Arzt aufgesucht werden, um sich auf Blutungen im Magen-Darm-Trakt hin zu untersuchen. Allerdings können auch bestimmte Medikamente wie Eisen- oder Kohlepräparate für einen dunklen Stuhl verantwortlich sein. Auf Lebensmittel oder Antibiotika kann eine Gelbfärbung des Stuhls zurückzuführen sein. Ist die Ausscheidung zusätzlich noch schmierig und glänzend, könnte es sich um einen Fettstuhl handeln, der auf Probleme mit der Bauchspeicheldrüse oder der Galle hinweisen kann. Bitte auch einen eher weißlichen Stuhl unbedingt abklären, hier könnte ein Gallenproblem bestehen.

Als „normal" gilt ein Stuhl, der von brauner bis gelbbrauner Farbe ist und wurstartig mit glatter oder rissiger Oberfläche.

Haben die letzten Reste unserer Mahlzeit den Körper verlassen, ist die Verdauungstätigkeit aber noch nicht abgeschlossen: Magen und Darm ziehen sich dann erneut in peristaltischen Bewegungen zusammen, um alles, was beim Verdauungsvorgang liegen geblieben ist, nach unten zu befördern. Außerdem wird der gesamte Verdauungsschlauch mit Flüssigkeit durchgespült, um ihn wieder aufnahmefähig für neue Mahlzeiten zu machen. Ist der Magen komplett leer und nur mehr mit Luft gefüllt, machen sich die ansonsten meist geräuschlosen Bewegungen der Magen- und Darmwände bemerkbar – durch ein leichtes Grummeln und Rumoren: Unser Magen knurrt und signalisiert Hunger! Und die Reise von oben nach unten beginnt von Neuem.

↘ VON WEGEN VERZICHTBAR: DREI WICHTIGE ZUARBEITER

Die Bauchspeicheldrüse

Die Bauchspeicheldrüse (Pankreas) ist ein längliches, etwa 15 bis 20 Zentimeter langes Organ, das quer im Oberbauch hinter dem Magen liegt. Sie stellt jeden Tag ungefähr 1,5 Liter Verdauungssaft her, den sie über verschiedene Gänge zunächst in den Bauchspeichelgang und von dort an den Zwölffingerdarm abgibt. Dieser Saft enthält Verdauungsenzyme, die dabei helfen, Kohlenhydrate, Fette und Eiweiße in kleine Bestandteile zu zerlegen. Außerdem schleust die Bauchspeicheldrüse Stoffe in den Darm, welche die aggressive Säure aus dem Magen unschädlich machen.

Zudem stellt die Bauchspeicheldrüse in den sogenannten Langerhans-Inseln, einer Ansammlung von Tausenden Zellen, verschiedene wichtige Hormone her, unter anderem Insulin und Glukagon, die den Blutzuckerspiegel regulieren. Erledigt die Bauchspeicheldrüse diese Aufgaben nicht mehr, dann wird es für den Körper kritisch, unbehandelt durchaus lebensgefährlich. Das zeigt, dass der Pankreas unverzichtbar ist.

Starke Schmerzen im Oberbauch können auf eine Entzündung dieses Organs (Pankreatitis) hinweisen. Häufig sind Gallensteine dafür verantwortlich. Der Bauchspeichelgang vereinigt sich nämlich kurz vor dem Eintritt in den Zwölffingerdarm mit dem Hauptgallengang. Bilden sich durch das Verklumpen der Gallenflüssigkeit Gallensteine, können diese die gemeinsame Mündung in den Zwölffingerdarm verstopfen. Die Verdauungssäfte der Bauchspeicheldrüse stauen sich

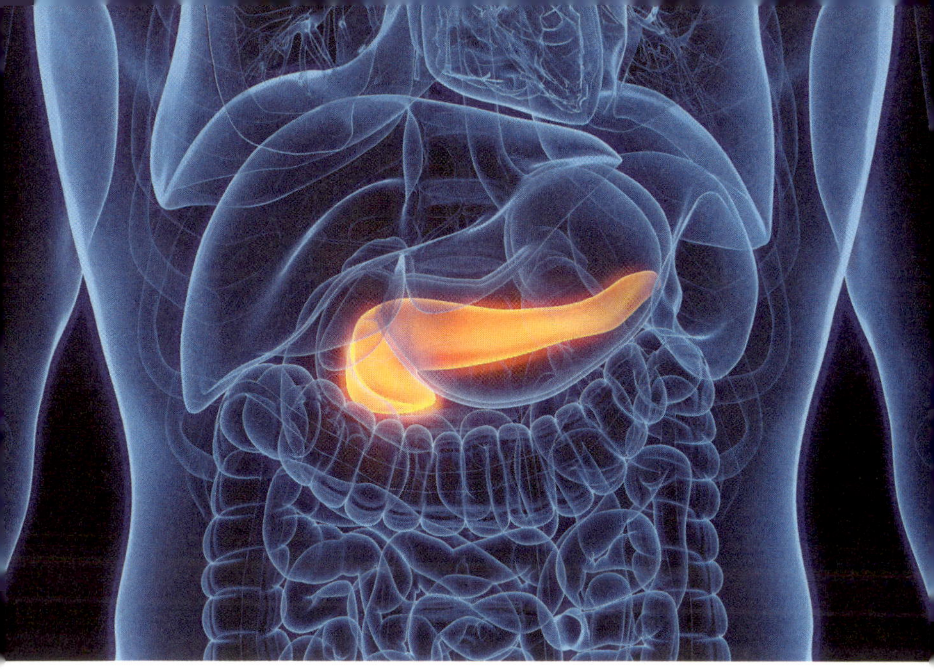

folglich bis ins Organ zurück und verursachen die Entzündung. Die ansonsten erst im Darm aktiv werdenden Verdauungssäfte führen in der Bauchspeicheldrüse gewissermaßen zu einer Selbstverdauung des Organs. Eine weitere Ursache für eine schmerzhafte Pankreatitis kann regelmäßiger starker Alkoholkonsum sein.

Hintertückisch ist der Bauchspeicheldrüsenkrebs, bis heute einer der gefürchtetsten und am schwersten zu heilenden Tumoren. Die bösartige Wucherung entsteht meist im exokrinen Teil des Gewebes und verursacht erst im fortgeschrittenen Stadium unter anderem starke Bauchschmerzen. Das bedingt die ungünstige Prognose. Regelmäßige Blutproben und Ultraschall können in der Vorsorge hilfreich sein.

Um das 5-Fache erhöht ist das Risiko, an einem Bauchspeicheldrüsenkrebs zu erkranken, wenn man übermäßig Alkohol trinkt. Ein weiterer Risikofaktor ist Rauchen.

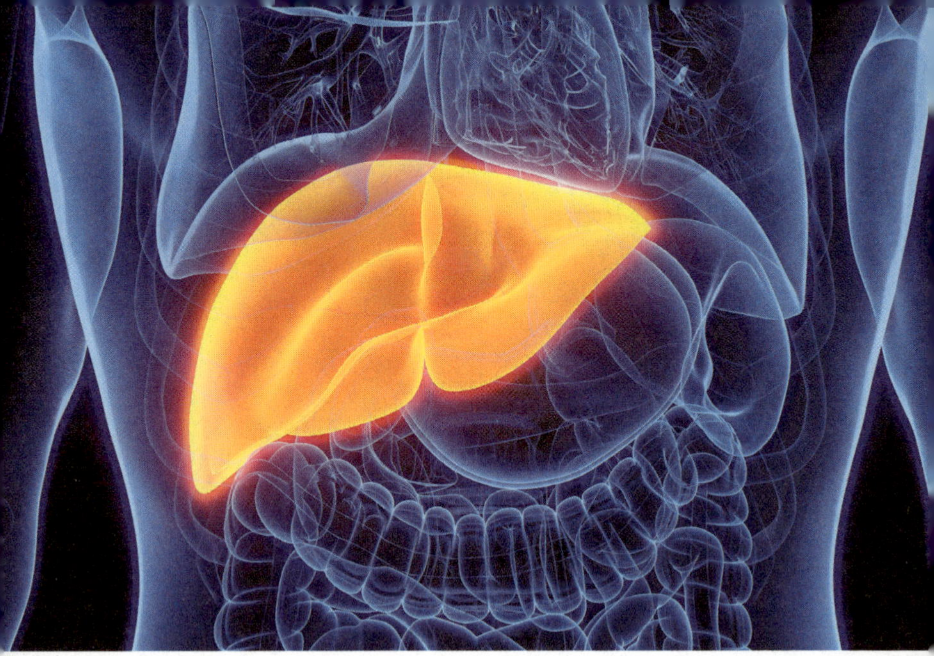

Die Leber

Ebenso in den Zwölffingerdarm mündet der Hauptgallengang. Durch ihn fließt während einer Mahlzeit Gallenflüssigkeit in den Dünndarm. Diese hilft in erster Linie dabei, Fette aus der Nahrung aufzuspalten und in den Körper aufzunehmen. Produziert wird die Gallenflüssigkeit – auch nur Galle genannt – in der Leber, der größten Drüse im menschlichen Körper. Sie stellt jeden Tag rund 700 Milliliter Gallenflüssigkeit her, die großteils aus Wasser besteht. Für die Fettverdauung essenziell sind allerdings die Gallensäuren, die neben Enzymen, Hormonen, Cholesterin und Elektrolyten enthalten sind.

Nicht die gesamte Galle wird jeden Tag benötigt. Deshalb zweigt vom Hauptgallengang ein kleinerer Gang ab, der in die Gallenblase führt. Es handelt sich dabei um einen etwa zehn Zentimeter langen birnenförmigen Sack direkt unter der Leber. Wird im Zwölffingerdarm keine Galle zur Verdauung benötigt – also zwischen den Mahlzeiten – schließt sich ein Ringmuskel, „Sphinkter" genannt, an der Mündung des Gallenganges in den Zwölffingerdarm. Durch den Rückstau der Gallenflüssigkeit füllt sich die Blase. Indem der Gallenflüssigkeit Wasser entzogen wird, dickt sie ein und wird so gespeichert. Bei Bedarf, sobald wieder fettreiche Nahrung in den Zwölffingerdarm gelangt, wird dort die Bildung eines Hormons angeregt, das der Gallenblase signalisiert, dass ihr Inhalt dringend benötigt wird: Die Gallenblase zieht sich zusammen und gibt die Gallenflüssigkeit in den Zwölffingerdarm frei.

Die gelblich-grünliche Farbe hat die Gallenflüssigkeit im Übrigen vom Bilirubin, das beim Abbau von roten Blutkörperchen in der Leber entsteht. Dieser Farbstoff gibt auch dem Urin seine gelbliche und dem Stuhl seine braune Farbe.

Die Leber hat zudem eine wichtige Entgiftungsfunktion. Innerhalb von 24 Stunden fließt das gesamte Blut, das im Körper zirkuliert, ungefähr 400-mal durch die Leber. Damit reinigt das Organ innerhalb eines Tages über 2000 Liter Blut. Medikamentenreste, Schad- und Giftstoffe sowie Stoffwechselabfälle werden aus dem Blut gefischt. Auch Alkohol wird über die Leber abgebaut und unschädlich gemacht. Dazu sind Enzyme nötig, die in der Leber gebildet werden. Fehlt nur eines davon, wirkt sich Alkoholkonsum durch starke Übelkeit und Kopfschmerzen aus – das ist beispielsweise bei Asiaten genetisch bedingt der Fall. Sie vertragen deshalb keinen Alkohol. Von der Leber wird Alkohol übrigens in Fett umgewandelt. Daher kommt der Begriff „Bierbauch". Schadstoffe werden entweder über die Gallenflüssigkeit direkt in den Darm zur Ausscheidung abgegeben oder über das Blut zu den Nieren geschleust, von wo sie schließlich über den Urin aus dem Körper transportiert werden.

Außerdem hat die Leber eine wichtige Speicherfunktion: Sie verwertet die Nährstoffe, die über das Blut aus dem Darm kommen, speichert sie, wandelt sie um oder baut sie ab. So werden beispielsweise Kohlenhydrate in Form von Glykogen in der Leber gespeichert und als Glukose wieder ans Blut abgegeben, wenn der Blutzuckerspiegel sinkt. Fette werden als Lipide in der Leber eingelagert, ebenso wie Vitamine, die bei Bedarf über das Blut in den Körper „geschickt" werden. Aus den Aminosäuren, die aus dem Darm in die Leber gelangen, stellt sie beispielsweise Gerinnungsfaktoren her (sie lassen das Blut gerinnen, also stocken, wenn wir uns verletzen) oder das C-reaktive Protein, das eine wichtige Rolle bei Entzündungen spielt.

Wird dem Körper zu viel Energie zugeführt, speichert er diese nicht nur als Fett unter der Haut, sondern auch in der Leber. Steckt in mehr als fünf Prozent der Leberzellen zu viel Fett, spricht man von Fettleber (Steatosis hepatis). Bei der Entstehung spielen unterschiedlichste Faktoren eine Rolle, wobei unausgewogene Ernährung, Bewegungsmangel, Übergewicht und Alkohol meistens dazuzählen.

Eine Fettleber kann mitunter eine Leberentzündung (Hepatitis) verursachen. Ebenso können erhöhter Alkoholkonsum, Infektionen mit Bakterien oder Parasiten oder leberschädigende Medikamente zu einer Hepatitis führen. Symptome einer Entzündung können starke Schmerzen im rechten Oberbauch und auch eine Gelbfärbung von Haut und Augen sein: Durch die Schädigungen in der Leber kann der Gallenfarbstoff Bilirubin nicht mehr ausreichend in den Darm abgeleitet werden. Stattdessen sammelt er sich im Blut an und führt zu der Gelbsucht.

Detail am Rande: Die Leber ist im Unterschied zu den meisten anderen Geweben im Körper in der Lage, sich zu erneuern. Gehen Teile des Organs verloren, etwa durch Giftstoffe und Krankheitserreger, oder müssen sie operativ entfernt werden, dann beginnt die Leber neue Zellen zu bilden. Diese ersetzen innerhalb von nur wenigen Wochen den fehlenden Teil und verhelfen der Leber damit wieder zu ihrer vollen Funktionsfähigkeit.

Die Milz

Im linken Oberbauch hinter dem Magen liegt die Milz, ein etwa faustgroßes Organ, das 150 bis 200 Gramm wiegt, in der Form einer Kaffeebohne ähnelt und im Normalfall von außen nicht tastbar ist. Klein, aber oho – das gilt für die Milz, die gemeinhin unterschätzt wird. Sie ist es aber, die uns mit Energie versorgt und als lymphatisches

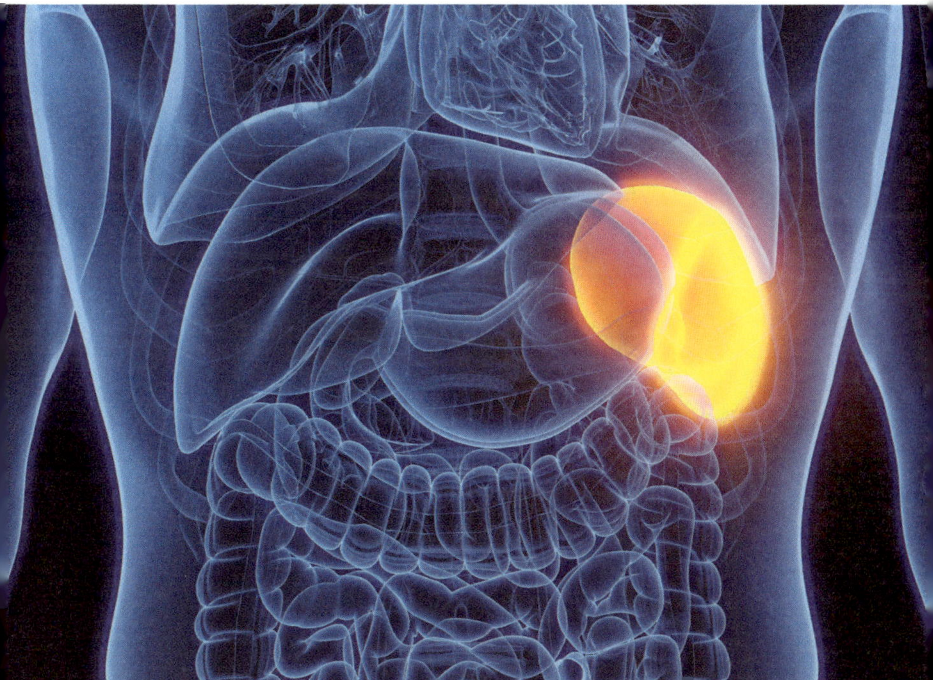

Organ eine der großen Abwehrzentralen unseres Körpers ist. Die Milz ist an der Bildung, Reifung und Speicherung der Lymphozyten beteiligt, also jener Gruppe der weißen Blutkörperchen, die für die Abwehr von Krankheitserregern verantwortlich ist. Bei Krankheit ist sie es, die eine Art „Spezialeinheit" der Abwehr losschickt: Zellen, die sich als Erstes auf Eindringlinge wie Bakterien und Viren stürzen und die beispielsweise auch unter Extremsituationen aktiv werden, etwa bei einem Herzinfarkt. Je besser die Milz arbeitet, desto höher ist die Wahrscheinlichkeit, dass wir aus solchen Krisensituationen gut herauskommen.

Außerdem erfüllt sie eine wichtige Filter- und Blutreinigungsfunktion, da sie nicht mehr funktionstüchtige Zellen aus dem Blut herausholt und abbaut, damit sich neue, frische nachbilden können.

Die Milz ist normalerweise von außen nicht tastbar. Das wird sie erst, wenn sie sich durch Infektionskrankheiten, bei bösartigen Tumorerkrankungen, Blutbildungsstörungen oder einer Leberschädigung vergrößert. Dann verursacht sie Schmerzen, meist im linken Oberbauch. Auch bei einem Milzriss, der seltener infolge einer Milzvergrößerung auftritt, sondern vielmehr durch Unfälle, Stürze oder Schläge, treten Oberbauchschmerzen vor allem auf der linken Seite auf. Dasselbe gilt für einen Milzinfarkt, der dann auftritt, wenn das Organ aufgrund eines Gefäßverschlusses nicht mehr ausreichend durchblutet wird.

Ihren Ruf als entbehrliches Organ hat die Milz daher, dass sie im Unterschied zu vielen anderen Organen nicht unbedingt lebensnotwendig ist. Muss sie aufgrund eines Risses, eines Gefäßverschlusses oder anderer Krankheiten entfernt werden, übernehmen andere Organe des lymphatischen Systems zusammen mit Knochenmark und Leber ihre Funktion. Allerdings sind die Betroffenen ohne Milz anfälliger für Infektionen und auch für eine Sepsis (Blutvergiftung).

↘ BILLIONEN MITBEWOHNER – UNSERE DARMFLORA

Es mag für die einen erschreckend, für andere zumindest gewöhnungsbedürftig sein: Für das menschliche Auge unsichtbar, geht es auf und in unserem Körper recht munter zu. Billionen von Bakterien und Mikroorganismen bevölkern nämlich unsere Haut, unsere Schleimhäute – und vor allem unseren Darm. Gerade diesem Innenleben in unserem Darm wird seit einigen Jahren eine immer größere Bedeutung zugeschrieben, zeigt sich doch aufgrund der vielfältigen Forschungen, die es mittlerweile in diesem Bereich gibt, dass unsere Mitbewohner über unsere Gesundheit, unser Gewicht, unser Gefühlsleben und unser Wohlbefinden entscheiden.

1,5 bis zwei Kilogramm Keime trägt jeder Mensch in sich: vor allem Bakterien, aber auch Viren und Pilze. In Summe dürften es etwa 30 Billionen sein, vermutlich mehr als unser Körper Zellen hat, mit Sicherheit um ein Vielfaches mehr als Menschen auf dieser Erde leben. „Mikrobiom" nennt die Forschung die Gesamtheit aller Kleinstlebewesen in und auf uns, „Darm-Mikrobiom" jene Gemeinschaft, die in unserem Darm zu Hause ist. Geläufig ist vielen der Begriff „Darmflora", selbst wenn die Kleinstlebewesen in uns mit „Flora", also Pflanzen, nicht wirklich viel gemein haben.

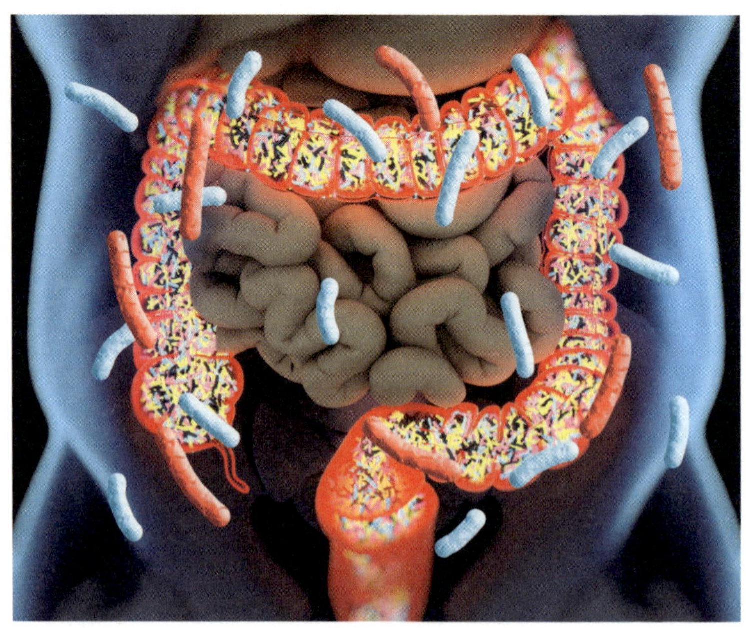

Im Dickdarm tummeln sich die meisten Mikroorganismen der Darmflora.

2 Prozent unseres Körpergewichtes geht zulasten der Darmbakterien. Das sind bei einer Frau, die 65 Kilogramm wiegt, ungefähr **1,3 Kilogramm** Darmbakterien, bei einem Mann mit 90 Kilogramm sind es **1,8 Kilo** Bakterien. Das Gewicht der Darmbakterien ist zufällig mit dem Gewicht unseres Gehirns vergleichbar.

So simpel die Begrifflichkeit, so vielfältig zeigt sich das, was dahintersteckt: Über 1500 verschiedene Bakterienarten hat die Forschung bisher identifiziert, die allerdings nicht jeder von uns in sich trägt. Es dürften einige Hundert Spezies sein, die in einem Darmmikrobiom zu finden sind und jeden von uns einzigartig machen. Weil die Zusammensetzung des Mikrobioms von Mensch zu Mensch unterschiedlich ist und der eine mehr von dieser Sorte hat, der andere wiederum mehr von einer anderen, ist unsere Darmflora wie ein Fingerabdruck – eben einzigartig, aber nicht in Stein gemeißelt, wie wir noch feststellen werden.

In groben Zügen lassen sich die Bakterien vier großen Gruppen zuordnen: den Firmicutes, den Bacteroidetes, den Proteobacteria und den Actinobacteria. Gerade das richtige Verhältnis der ersten beiden Bakteriengruppen ist mittlerweile sehr gut erforscht und wird unter anderem mit unserem Gewicht in Verbindung gebracht (siehe Seite 74). Auch wenn vieles noch auf seine Entdeckung durch Wissenschaftler und Forscher wartet, so ist eines klar: Die allermeisten dieser Keime in uns gehören zu den „Guten“, sie machen uns nicht von vornherein Probleme, wie man vielleicht meinen möchte. Sie sind harmlos oder für den Körper und seine Gesundheit sogar sehr hilfreich und nützlich. Und: Das Wohlergehen unserer Mitbewohner hat unmittelbare Auswirkungen auf unser eigenes Wohlergehen.

Mehr als nur ein Haufen Bakterien

Obwohl sie sehr aktive Verdauungshelfer sind, die den Darm bei der Aufnahme von Nährstoffen unterstützen, sind die Mikroorganismen weit mehr als nur ein Haufen Bakterien, den der Mensch zum Verdauen braucht.

Der überwiegende Teil unserer Darmflora ist im Dickdarm beheimatet. Dort dienen die Überbleibsel unserer Nahrung, die im Dünndarm nicht verarbeitet und verwertet werden konnte, den Mikroorganismen als Lebensgrundlage. Aus den unverdaulichen Ballaststoffen können sie mithilfe eigener Enzyme verschiedene Substanzen herstellen, die unserem Organismus zugutekommen: Zu erwähnen sind hier vor allem kurzkettige Fettsäuren wie Essig-, Propion- und Buttersäure, die für die Energiegewinnung wichtig sind. Damit steuern die Darmbakterien im Dickdarm etwa zehn Prozent unseres täglichen Energiebedarfs bei. Außerdem sorgen diese Fettsäuren für ein leicht saures Milieu im Körper, das Krankheitserregern wenig behagt und damit entzündungshemmend wirkt. Auch die Darmbewegungen (Peristaltik), die Durchblutung der Darmwände und die Aktivität von Entgiftungsenzymen wird von diesen Fettsäuren angeregt.

Führend im Abbau der aggressiven langkettigen Fettsäuren zu gesunden kurzkettigen Fettsäuren sind spezielle Bakterien, die den Namen Akkermansia muciniphila tragen. Der Name – bezogen auf das lateinische *mucus,* was „Schleim" bedeutet – kommt daher, weil sie eine dicke Schleimschicht bilden und dadurch verhindern, dass Eindringlinge von außen über den Darm in unseren Körper gelangen oder Entzündungen in der Darmschleimhaut auslösen können. Außerdem hilft eine gesunde Schleimschicht auch dem problemlosen Gleiten des Nahrungsbreies und führt damit zu einer regelmäßigen Verdauung.

Detail am Rande: Ausgerechnet diese Bakterien sind extrem sensibel auf äußere Einflüsse, zum Beispiel Medikamente wie Antibiotika, aber auch dauerhaften Stress. Weil wir sie zurzeit noch nicht in Kapseln, Pulver oder Tröpfchen von außen zuführen können, müssen sie bei Verdauungsproblemen wieder aufgebaut werden, indem wir sie mit ihrer Lieblingsspeise füttern: Ballaststoffe, also Faserstoffe. Geeignet dafür ist Apfelpektin, das aber häufig zu Blähungen führt, oder die verträglicheren Akazienfasern. Bei der Darmsanierung ganz allgemein und bei Akkermansia ganz besonders, gilt, dass sich positive Veränderungen nicht von heute auf morgen einstellen, sondern viel Zeit beanspruchen. Das kann durchaus ein Jahr oder mehr sein. Langfristig gedacht ist richtig gedacht (siehe dazu Seite 202).

Darmbakterien stellen außerdem wichtige Vitamine her, wie etwa das für die Blutgerinnung notwendige Vitamin K oder die bei verschiedenen Stoffwechselvorgängen nötigen Vitamine der B-Gruppe. Des Weiteren beteiligen sich die Mikroorganismen aktiv an der Abwehr von Krankheitserregern, indem sie die Schleimhäute des Verdauungsapparates dicht auskleiden und damit unerwünschte Besiedler fernhalten. Außerdem sondern einige dieser Bakterien Stoffe ab, die krankmachende Erreger eliminieren. Auch trainieren die Darmbakterien unsere Abwehr- und Immunzellen, weshalb sie mit Fug und Recht als die rechte Hand unseres Immunsystems bezeichnet werden können und der Darm deshalb als die „Schule für unser Abwehrsystem“ gilt (siehe Seite 61).

Wie in einer WG – zugegeben, unser Darmmikrobiom ist eine riesige Wohngemeinschaft – bilden die Bakterien unseres Mikrobioms einen Verbund, der sich gegenseitig unterstützt, ergänzt und im ständigen Austausch steht. So wie in einer WG der eine fürs Putzen, der andere fürs Kochen und der Dritte fürs Runterbringen des Mülls zuständig ist, so hat auch im Darmmikrobiom jeder „Mitbewohner“ seine Aufgaben und Funktionen, die im besten Fall wie Zahnräder ineinandergreifen und uns im wahrsten Sinne des Wortes am Laufen halten. Dabei handelt es sich in der Wohngemeinschaft in unserem Inneren aber keineswegs um eine feste Truppe, sondern um eine ständig wechselnde Besatzung – abhängig davon, was wir zu uns nehmen: Essen wir viele Vollkornprodukte, vermehren sich die Bakterien, die diese Ballaststoffe besonders gut verwerten können, essen wir hingegen viel Obst und Gemüse, dann drängen sich die dafür zuständigen Bakterienarten in den Vordergrund. Je abwechslungsreicher wir uns ernähren, umso vielfältiger ist unser Mikrobiom – und umso mehr Aufgaben und Funktionen kann es erfüllen. Nimmt hingegen die Bakterienvielfalt ab, gerät unsere Darmflora in eine Schieflage, die sich – die vielfältigen Aufgaben der Mikroorganismen in uns kennend – unweigerlich auf unseren Organismus auswirken muss. In der Fachsprache wird ein Ungleichgewicht in der Darmflora Dysbiose genannt, zugeschrieben wird es mittlerweile unter anderem einer Ernährung reich an Zucker und Fertiggerichten oder einem übermäßigen Einsatz von Antibiotika. Fehlen bestimmte Bakterienfamilien, dann kann das zu langfristigen und immer wiederkehrenden Bauchschmerzen führen. Sie werden gerne als eine Form des Reizdarms bezeichnet. Auch Blähungen, Verstopfung oder Durchfall können Folgen sein – im besten Fall. Denn immer mehr Forschungen belegen, dass die falsche Mischung der Kleinstlebewesen in uns Auslöser vieler Krankheiten sein kann: So werden mit einer Dysbiose Übergewicht und entzündliche Darmentzündungen wie Morbus Crohn und Colitis ulcerosa in Zusammenhang gebracht, ebenso Reizdarm, Blähbauch, Verstopfung, Durchfall, Allergien, Akne, Diabetes, Rheuma, Autoimmunkrankheiten, neurologische Erkrankungen wie Multiple Sklerose und auch psychische Störungen wie Depressionen und Autismus. Selbst unser

Appetitverhalten – von Heißhunger bis zu keinen Appetit – wird von der Darmflora gesteuert. Auch unsere Leber wird entscheidend vom Mikrobiom beeinflusst, so zum Beispiel kann eine Fettleber, ohne Einfluss von Alkohol und Übergewicht, durch die Leber-Darm-Achse entstehen, wenn die Darmflora gestört ist (siehe Seite 36).

Wie wir zu unseren Mitbewohnern kommen

Auf die Zusammensetzung unseres Darmmikrobioms können wir zu einem guten Teil selbst Einfluss nehmen, weshalb den förderlichen und weniger förderlichen Lebensweisen eigene Kapitel in diesem Buch gewidmet sind. Doch wie kommen die Mikroorganismen eigentlich in unseren Darm? Sind sie von Geburt an da? Gewissermaßen lautet die Antwort Ja. Die Geburt spielt nämlich laut Forschungen eine ausschlaggebende Rolle für unser Mikrobiom. Im Mutterleib sind unsere Verdauungsorgane noch kaum mit Bakterien besiedelt. Das ungeborene Kind ist also noch weitgehend steril, nicht nur im Darm, sondern auch auf der Hautoberfläche. Erst während der Geburt gelangen Keime der Vaginal- und Darmschleimhaut der Mutter über den Mund des Babys in dessen Verdauungstrakt, wo die erste Besiedelung stattfindet. Diese wichtige Erstbesiedelung fehlt Babys, die über Kaiserschnitt zur Welt gebracht werden. Dort erfolgt der Austausch der Keime von der Mutter zum Kind über den Hautkontakt und Hautmikroorganismen, was allerdings bei Weitem nicht so effizient ist wie der normale Geburtsvorgang. Danach ist es vor allem die Ernährung, die darüber entscheidet, welche Mikroorganismen sich im Darmtrakt ansiedeln können. Gestillte Kinder bekommen auch hier einen Bakterien-Cocktail von der Mutter, der mit Flaschenmilch aufgezogenen Babys fehlt. Das verschafft auf natürlichem Wege geborenen und gestillten Kindern einen entscheidenden Vorteil: Denn in den ersten Lebensmonaten festigt sich das Mikrobiom, das grundlegend für ein gesundes Aufwachsen, ja für ein gesundes Leben ist.

Trotzdem tut man gut daran, sich nicht auf frühkindliche Errungenschaften zu verlassen. Wie wir bereits erfahren haben, ist das Mikrobiom extrem anpassungsfähig – an gute wie schlechte Umstände. Und diese Umstände können wir ein Leben lang beeinflussen. Zu nennen sind hier in erster Linie die Ernährung und der Lebensstil (siehe ab Seite 79).

IM ZENTRUM:

Die Bedeutung unserer Körpermitte für die Gesundheit

↘ UNSERE VERSORGUNG: WIE AUS NAHRUNG NÄHRSTOFFE WERDEN

Die Nahrungsaufnahme ist ein Grundbedürfnis des Menschen. Ohne regelmäßige Zufuhr von festen und flüssigen Nahrungsmitteln wäre das Wunderwerk Mensch ziemlich bald dem Tod geweiht. Die Dreier-Regel, die in vielen Survival-Trainings als grober Anhaltspunkt für das Überleben in der Wildnis gelehrt wird, bringt es kurz und knapp auf den Punkt: drei Wochen ohne Nahrung, drei Tage ohne Wasser, drei Minuten ohne Sauerstoff.

Das zeigt zwar, dass ein Verzicht auf feste Nahrung eine Zeit lang durchaus möglich ist, sofern man atmen und trinken kann. Allerdings nur, weil der Körper von seinen Reserven zehren kann; Reserven, die er sich in guten (Essens-)Zeiten angelegt hat. Um auf Dauer zu leben und zu überleben, muss der Körper ernährt werden – bestenfalls regelmäßig. Die Nährstoffe unserer Nahrung bringen ihm nämlich jene Energie, die er rund um die Uhr für die Grundfunktionen der Lebenserhaltung – Herzschlag, Atmung, Verdauung, Gehirnaktivität, konstante Körpertemperatur – und für körperliche Aktivitäten benötigt. Selbst wenn wir nicht um den Wohnblock joggen oder den Berg erklimmen, sondern nur auf der Couch liegen, benötigt unser Körper Energie, um das Wunderwerk Mensch am Laufen zu halten. Dieser Energieverbrauch, der allein zur Aufrechterhaltung von Herzschlag, Atmung, Verdauung und Körpertemperatur nötig ist, wird Grundumsatz oder Ruheumsatz genannt. Er ist von verschiedenen Faktoren wie Alter, Geschlecht, Genetik, Körpergröße, Gewicht, Muskelmasse oder Gesundheitszustand abhängig. Er ist also von Person zu Person verschieden und individuell.

ATP, DER TREIBSTOFF FÜR UNSEREN KÖRPER

Der Energieträger, der dem Körper Energie bereitstellt und ihn rund um die Uhr am Laufen hält, so wie der Treibstoff ein Auto, nennt sich Adenosintriphosphat, kurz ATP. Die Nährstoffe, die wir unserem Körper über die Ernährung zuführen, müssen im Zuge einer komplizierten chemischen Reaktion in ATP umgewandelt werden. Dies passiert in den Mitochondrien – kleinen Organellen, die in jeder Zelle tausendfach vorkommen – vor allem durch die Verbrennung von Fettsäuren und Glukose. Die produzierte ATP-Menge wird im Körper unmittelbar verbraucht, besonders viel davon benötigen Muskel- und Gehirnzellen. Deshalb läuft die ATP-Produktion rund um die Uhr. Die pro Tag verbrauchte ATP-Menge entspricht in etwa dem Körpergewicht.

Mitochondrium

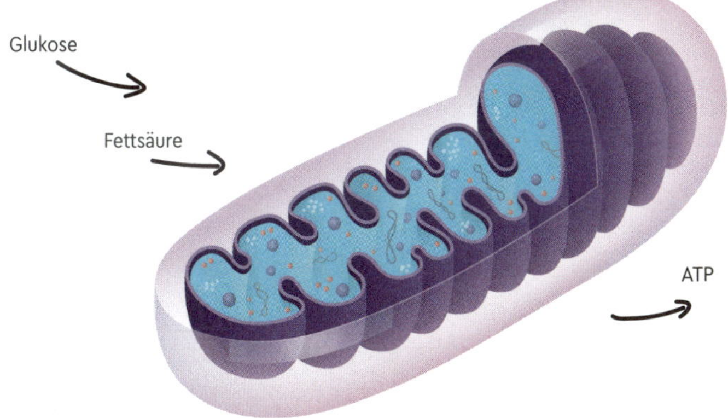

Ernährungsforscher sprechen von rund 50 Nährstoffen, die der Mensch braucht, um ohne Beschwerden funktionieren zu können. Die größten und bekanntesten sind Kohlenhydrate, Fette, Eiweiße, Vitamine, Mineralstoffe und Spurenelemente. Sie liefern dem Menschen Energie, halten ihn gesund und dienen als Bausteine, aus denen die Billionen Zellen unseres Körpers gebildet und fortlaufend erneuert werden.

Wie wir im vorhergehenden Kapitel erfahren haben, ist die Verdauung die Voraussetzung für die Vorgänge, die später im Inneren unseres Körpers vor sich gehen. Auf dem Weg vom Mund bis zum Darm werden die Nahrungsmittel auf Molekülgröße gebracht. Vor allem im Dünndarm werden die Makronährstoffe, also die großen Nährstoffgruppen Kohlenhydrate, Eiweiße und Fette, mithilfe von Enzymen, Salzen und Sekreten in winzige Bausteine zerlegt. Sie können die Darmwände passieren und in den Blut- und Lymphkreislauf gelangen. Blut und Lymphflüssigkeit sind gewissermaßen die Straße, auf der die winzigsten Nährstoffbestandteile an ihren Bestimmungsort, nämlich zu den Zellen des Körpers gelangen, wo sie verstoffwechselt werden.

VERDAUUNG UND STOFFWECHSEL

Verdauung und Stoffwechsel sind nicht dasselbe. Verdauung ist die Voraussetzung für den Stoffwechsel. Also sehr vereinfacht ausgedrückt: Stoffwechsel ist das, was der Körper mit der Nahrung macht, wenn sie verdaut ist. Oder etwas wissenschaftlicher formuliert: Stoffwechsel beschreibt alle biochemischen Vorgänge innerhalb einer Zelle, mit denen die Nährstoffbestandteile ab- und umgebaut und damit Energie oder neue Bausteine gewonnen werden.

Werfen wir nun einen Blick auf das, was unseren Körper ernährt ...

Kohlenhydrate: Im Zuge der Verdauung sind aus langkettigen (komplexen) Kohlenhydraten einfache Zuckermoleküle geworden, zum Beispiel Glukose (Traubenzucker) und Fruktose (Fruchtzucker). In den Zellen werden diese Zuckermoleküle in erster Linie zu Energie verstoffwechselt. Vor allem das Gehirn braucht die aus Glukose gewonnene Energie. Ohne sie können wir uns nicht konzentrieren, fühlen uns müde und erschöpft. Steht genug Energie zur Verfügung, kann der Körper den Einfachzucker wieder in Mehrfachzucker (Glykogen) umwandeln und in Leber und Muskeln speichern. Diese dienen als Energiereserve und können bei Bedarf wieder in Einfachzucker aufgespalten werden. Sind die Glykogenspeicher allerdings voll, werden überzählige Kohlenhydrate in der Leber in Fett umgewandelt und im Fettgewebe eingelagert. Das Anlegen von Reserven ist evolutionsgeschichtlich ein sinnvoller Prozess: Nicht zu allen Zeiten warteten prall gefüllte Kühl- und Vorratsschränke darauf, geleert zu werden. In früheren Zeiten musste das Essen oft erst mühevoll gejagt oder gefischt werden, mit wechselndem Erfolg. Gab es über längere Zeit keinen Nahrungsnachschub, griff der Körper auf seine Speicher zurück. Weil dies heutzutage und in den Industriestaaten eher seltener der Fall ist, der Körper sich seine Speicherfunktion aber beibehalten hat, droht vielfach eher Hüftspeck und Übergewicht als Notversorgung durch gebunkerte Kohlenhydrate.

Fette sind im Magen und vor allem im Darm in Fettsäuren und Glycerin aufgespalten worden. Sie sind neben den Kohlenhydraten ein wichtiger Energielieferant. Außerdem ist das Depotfett der größte Energiespeicher des Körpers und damit eine wichtige Energiereserve, auf die der Körper in Notzeiten zurückgreifen kann. Zumal auch nicht benötigte Kohlenhydrate in Fett umgewandelt und eingelagert werden, sind es nicht nur die Fette, die im Verruf stehen, dick zu machen. Neben ihrer wichtigen Funktion für die Energiegewinnung werden Fette im Körper benötigt, um die Zellmembranen zu bilden sowie Hormone und Botenstoffe herzustellen. Ohne Fette könnte der Körper auch wichtige Vitamine – zum Beispiel A, D, E und K – nicht aufnehmen.

Eiweiße sind durch die Verdauung in Aminosäuren zerlegt worden. Wenn sie über das Blut zu den Zellen gelangt sind, werden sie dort zu neuen Körpereiweißen zusammengesetzt. Dafür sind 21 Aminosäuren im richtigen Verhältnis zueinander notwendig, von denen der Körper zwölf selbst herstellen kann, die übrigen neun müssen ihm über die Nahrung zugeführt werden. Die entstandenen Körpereiweiße bilden gewissermaßen das Grundgerüst für jede Zelle und sind das Baumaterial für fast alles in unserem Körper: Muskeln, Organe, Haut, Knochen, Knorpel, Sehnen, Hormone, Enzyme, Blutkörperchen und Abwehrkörper werden großteils aus Eiweißen gebildet. Weil Eiweiß nur begrenzt gespeichert werden kann und sämtliche Körperzellen in ständigem Um- und Abbau sind, also regelmäßig Eiweiß benötigen, muss es dem Körper kontinuierlich mit der Nahrung zugeführt werden. Als Energiespender sind Eiweiße nur dritte Wahl: Erst wenn der Körper seinen Energiebedarf aus Kohlenhydraten und Fetten nicht mehr decken kann, greift er auf Eiweiße zurück. Dann ist allerdings in der Tat allerhöchste Not: Werden dem Körper nämlich Eiweiße für die Energiegewinnung entzogen, leiden Knochen, Blutkreislauf und Organe darunter – schwere Folgeschäden drohen.

Vitamine müssen, ebenso wie Mineralstoffe, im Zuge der Verdauung nicht in ihre winzigen Bestandteile zerlegt werden. Sie gelangen so, wie sie mit der Nahrung aufgenommen wurden, über die Darmwand in den Blut- und Lymphkreislauf und werden dann im ganzen Körper verteilt. Bis auf das Vitamin D, das der Körper unter bestimmten Voraussetzungen und bis zu einem bestimmten Punkt durch Sonnenlicht selbst herstellen kann, müssen alle anderen Vitamine mit der Nahrung aufgenommen werden. Wasserlösliche Vitamine, wie es das Vitamin C und jene der B-Gruppe sind, gelangen, in Wasser gelöst, über den Darm ins Blut und damit dorthin, wo der Körper sie braucht. Vitamine, die nicht benötigt werden, verlassen über den Urin den Körper. Fettlösliche Vitamine werden nicht mit dem Wasser transportiert, sondern benötigen dafür Fett. Sind sie nicht an Fett gebunden, kann der Körper sie nicht verwerten. Dazu zählen die Vitamine A, D, E und K. Im Gegensatz zu den wasserlöslichen Vitaminen können sie vom Körper gespeichert werden. Von allen Vitaminen reichen schon kleinste Mengen aus, ohne die in unserem Körper allerdings so gut wie gar nichts geht. Deshalb gelten sie als essenziell, also lebenswichtig. Vitamine sind an zahlreichen Stoffwechselvorgängen im Körper beteiligt, sie beeinflussen die Funktion von Enzymen und werden beim Aufbau von Körpergeweben wie Muskeln und Knochen sowie für die Bildung von Hormonen benötigt. Sie unterstützen die Abwehr und die Entgiftung des Körpers. Ob A, B, C, D, E oder K – alle Vitamine sind unterschiedlich, aber gleich relevant. Selbst wenn einige mehr im Rampenlicht stehen als andere – wie eine Zeit lang das

Vitamin C, dann das Vitamin D –, so sind sie doch alle gleichermaßen wichtig und nur in ihrem Zusammenspiel wirkungsvoll.

Mineralstoffe sind ebenso wichtig für den menschlichen Organismus wie Vitamine. Auch sie kann der Körper nicht selbst herstellen, und auch sie sind nur in kleinen Mengen oder gar nur in Spuren notwendig, die aber lebenswichtige Funktionen steuern. Mineralstoffe sind am Aufbau von Knochen, Zähnen und Muskeln beteiligt, am Sehvorgang, an der Zellteilung und Blutgerinnung sowie am Elektrolyt- und Wasserhaushalt. Die Medizin unterscheidet zwischen Mengen- und Spurenelementen, je nachdem wie viel davon im Körper benötigt wird. Mehr – über 50 Milligramm am Tag – wird etwa von Magnesium benötigt, das Hunderte Enzyme aktiviert, für die Tätigkeit von Muskeln, Nerven und Herz notwendig ist und gemeinsam mit Kalzium Knochen und Zähne festigt. Das gilt auch für Natrium und Kalium, die den Wasserhaushalt des Körpers regulieren und für die Muskelaktivität wichtig sind. Weniger – bis zu 50 Milligramm am Tag – benötigt der Körper beispielsweise von Eisen, das an der Blutbildung beteiligt ist, von Zink, das für die Nerventätigkeit und für die Haut wichtig ist, von Selen, das die Immunabwehr unterstützt, und von Jod, ohne das keine Schilddrüsenhormone gebildet werden können.

ZWEI ARTEN VON STOFFWECHSEL

Wenn von Stoffwechsel die Rede ist, spricht die Wissenschaft häufig von anabolem und katabolem Stoffwechsel. Unter Anabolismus versteht man den Aufbau von Stoffen. Ein Beispiel aus dem Kohlenhydratstoffwechsel: Nicht unmittelbar benötigter Einfachzucker wird in Leber und Muskeln zu Mehrfachzucker aufgebaut und gespeichert. Katabolismus beschreibt den Abbau von komplexen zu einfachen Substanzen, um daraus Energie zu gewinnen. Um beim Beispiel des Kohlenhydratstoffwechsels zu bleiben: Gespeicherte Nährstoffe werden wieder in ihre Einzelbausteine zerlegt, also *abgebaut,* damit sie sich wieder zur Energiegewinnung eignen. Beide Phasen des Stoffwechsels wechseln sich, abhängig von Ernährung, Bewegung und Schlafgewohnheiten, ständig ab. Tagsüber dominiert der katabole Stoffwechsel, nachts der anabole. Mit den Stoffwechselphasen beschäftigen sich viele Sportler, die zum Muskelaufbau bestrebt sind, die anabolen Phasen zu erhöhen. Wichtig sind diese Vorgänge in unserem Körper aber für jeden. Immerhin ist die Muskelkraft für Gleichgewicht und Beweglichkeit und damit die Sturzprävention enorm wichtig.

↘ UNSERE ABWEHRKRAFT: WO DAS IMMUNSYSTEM ZU HAUSE IST

„Alle Krankheiten beginnen im Darm." Das wusste bereits 300 Jahre vor Christus Hippokrates, der Vater der modernen Medizin. Oder noch drastischer formuliert – ebenso von Hippokrates: „Der Tod sitzt im Darm." Im Umkehrschluss lässt es sich aber auch positiv sagen: Gesundheit beginnt im Darm. Der Grund dafür liegt im Immunsystem, also unseren Abwehrkräften, die wir zum überwiegenden Teil in unserem Darm finden.

Nirgendwo sonst sind wir also so gut gegen Krankheitserreger geschützt wie im Darm. Und das aus gutem Grund: Die Darmschleimhaut ist nämlich die größte Kontaktfläche zur Außenwelt und damit gleichzeitig die wichtigste Barriere, die unser Körperinneres von der Außenwelt trennt. Wie bereits im ersten Kapitel verdeutlicht, ist unser Verdauungsapparat vergleichbar mit einem Schlauch, der sich von oben – dem Mund – bis unten – dem After – durch den Körper zieht. Die „Wände" dieses Schlauches sind dabei im besten Fall dicht und undurchdringlich – bis auf den Dünndarm. Dort dürfen oder vielmehr müssen die bis dahin auf Molekülgröße gebrachten Nährstoffe durch die Darmwand in das Körperinnere – den Blut- und Lymphkreislauf –, um den Organismus am Laufen zu halten. Genau dieser Vorgang stellt eine enorme Herausforderung für das Wunderwerk Mensch dar: Einerseits muss die Darmwand ihre Tore für alles Nützliche öffnen, andererseits aber eine undurchdringliche Wand für alles Schädliche darstellen, das über den Mund oder auf dem Weg von dort zum Darm in den Verdauungsschlauch gelangt, nämlich Krankheitserreger und Giftstoffe.

Dafür besitzt der Darm drei Barrieren: das Mikrobiom (die Darmflora), die Darmschleimhaut und das Darm-assoziierte Immunsystem (GALT). Die erste wichtige Rolle in der Immunabwehr spielen die „guten" Darmbakterien. Sie überziehen die Darmschleimhaut engmaschig und verhindern damit ein „Andocken" von Krankheitserregern und schädlichen Stoffen. Außerdem wetteifern sie mit den Schadstoffen um Nahrung und Sauerstoff – beides überlebenswichtig, sowohl für Darmbakterien als auch für Krankheitserreger.

Das Trainingslager für die Immunzellen

Des Weiteren produzieren einige Darmbakterien antibakterielle Stoffe, die Keime vernichten, und unterstützen die Bildung körpereigener

Abwehrstoffe wie Defensine, Zytokine und Antikörper. Das Mikrobiom stellt aus unverdaulichen Kohlenhydraten (Ballaststoffen) kurzkettige Fettsäuren her, wie Essig-, Propion- oder Buttersäure, die vor allem für jene Bakterien, die eine wichtige Schutzfunktion gegenüber Krankheitserregern ausüben, eine wertvolle Nahrungsquelle sind. Diese Fettsäuren stabilisieren auch die Darmschleimhaut, die zweite wichtige Barriere gegen Krankheitserreger, indem sie deren Zellen ernähren und ihre Erneuerung regulieren.

Außerdem bilden die Darmbakterien ein wahres Trainingslager für die Abwehrzellen. Diese müssen nämlich erst lernen, zwischen körperfremd und körpereigen zu unterscheiden. Nirgendwo sonst geht das besser als im Darm, wo es vor Bakterien nur so wimmelt. Das Trainingscamp beginnt also unmittelbar nach der Geburt des Menschen, wenn die ersten Bakterien-Pioniere, die während des Geburtsvorganges und beim Stillen in den Verdauungstrakt des Kindes gelangt sind, im warmen und feuchten Milieu ideale Bedingungen zur massenhaften Vermehrung finden. Dort werden sie von einer Armada an Immunzellen erwartet, deren Aufgabe es ist, dafür zu sorgen, dass die bakteriellen Neuankömmlinge nicht über die Darmschleimhaut in den Blutkreislauf gelangen. Mit möglichst vielen guten und weniger guten Darmbakterien in Kontakt zu kommen, sie zu prüfen und zu entscheiden, ob sie bekämpft oder am Leben gelassen werden sollen, zwischen nützlichen Bakterien und schädlichen Krankheitserregern, zwischen körpereigenen Substanzen und körperfremden Eindringlingen zu unterscheiden, diese Aufgabe beginnt für die Immunzellen in den ersten Lebenstagen eines Kindes. Damit dies gerade in den ersten Lebensmonaten funktionieren kann, erhält das ungeborene Kind über das Blut und das Baby über die Milch von seiner Mutter Antikörper übertragen, die bei der Regulierung des kindlichen Abwehrsystems helfen. In diesen ersten Lebensmonaten wird das Abwehrsystem des Kindes ähnlich wie ein Computer programmiert – und dieses Programm bleibt dann ein Leben lang und beeinflusst wesentlich unsere Gesundheit.

Abwehrzellen, die sich unzuverlässig zeigen, also auch gegen körpereigene Strukturen oder wichtige Nährstoffe vorgehen, werden möglichst früh eliminiert. Ansonsten drohen Autoimmunkrankheiten oder Allergien: Ein Immunsystem mit mehrheitlich unzuverlässigen Immunzellen greift nämlich körpereigene Gewebe und Organe oder eigentlich harmlose Substanzen (Pollen oder Nahrungsbestandteile) an. Verläuft das Trainingslager im Darm erfolgreich, profitiert davon die Abwehrkraft im gesamten Körper: Immunzellen bleiben nämlich nicht nur im Darm, sondern wandern durch den Körper und verrichten dann an anderen Abwehrposten, wie es zum Beispiel Lymphknoten sind, ihren Dienst. Sie reichen dann die gelernten Immuninformationen an andere Abwehrzellen weiter.

STAUB UND DRECK HALTEN GESUND

Für das Abwehrtraining ist es durchaus nützlich, wenn das Immunsystem in frühen Jahren mit möglichst vielen verschiedenen Bakterien in Kontakt kommt, diese prüfen und richtig kategorisieren kann. Mit Haustieren kuscheln, vom gerade „gebackenen" Kuchen im Sandkasten probieren oder auch mal etwas vom Fußboden in den Mund verschwinden zu lassen, erfreut Eltern vielleicht weniger, die kindlichen Abwehrkräfte im Darm dafür umso mehr. Dass sich der Kontakt mit vielen Keimen in frühester Kindheit auf die Reifung des Immunsystems auswirkt, ist mittlerweile sogar wissenschaftlich bestätigt. Es konnte festgestellt werden, dass Kinder, die auf einem Bauernhof aufwachsen, ein geringeres Risiko haben, an Asthma oder auch Heuschnupfen zu erkranken, als Gleichaltrige, die in der Stadt aufwachsen. Bei beiden Allergien handelt es sich um eine Überreaktion des Immunsystems, das normalerweise auf Krankheitserreger reagiert und sie bekämpft. Halten sich Kinder häufig in Stall und Stadel, in Dreck und Staub sowie in engem Kontakt mit Tieren auf, dann ist das gewissermaßen eine „Ross-Kur" für das Immunsystem, das mit den vielen Bakterien, Keimen und Krankheitserregern richtiggehend trainiert wird. Werden die Abwehrkräfte hingegen kaum gefordert, dann sind allergische Reaktionen auf eigentlich harmlose Substanzen häufig - bekannt ist diese Erkenntnis auch als „Dschungel-Hypothese". Eine natürliche Geburt, Stillen und das Aufwachsen in nicht zu hygienischer Umgebung erfreuen also die Abwehrkräfte in uns - mit Langzeitwirkung.

Ein enger Zellverbund zur Abwehr

Die schwierige Aufgabe, Gutes von weniger Gutem zu unterscheiden und Ersterem Einlass zu gewähren und Zweiteres abzuwehren, obliegt auch der Darmschleimhaut. Ihr ist eine im besten Fall dichte Schleimschicht vorgelagert, kurz Mukus oder Mukosa genannt. Dieser Schleim hält Mikroorganismen davon ab, bis zu den darunterliegenden Darmschleimhautzellen zu gelangen. Diese haben verschiedenste Funktionen: Ein Teil der Darmschleimhautzellen sorgt dafür, dass Nährstoffe in den Blut- und Lymphkreislauf aufgenommen werden. Wie bereits erfahren, ist dafür die Darmschleimhaut in unzählige Falten gelegt und mit Ausstülpungen versehen, um dem Nahrungsbrei eine möglichst große Oberfläche zu bieten, über die Nährstoffe aufgenommen werden können. Ein anderer Teil der Darmschleimhautzellen produziert Botenstoffe und Enzyme, die die Verdauung beeinflussen und unterstützen. Wiederum andere Zellen der Schleimhaut sind imstande, gewissermaßen körpereigene Antibiotika – sogenannte Defensine – zu bilden. Ihnen bescheinigt die Forschung eine wichtige Funktion in der Darmbarriere, indem sie krankmachende Keime vor dem Eindringen in den Körper unschädlich machen. Zwei von drei Abwehrreaktionen im Körper passieren genau hier in der Darmschleimhaut.

Allerdings nur, wenn die Schleimhaut intakt ist. Wird sie löchrig, was mittlerweile auch einem gestörten Gleichgewicht zwischen den Bakterien des Darmmikrobioms (Dysbiose) zugeschrieben wird, können Nahrungsbestandteile, Giftstoffe und Bakterien in den Blut- und Lymphkreislauf gelangen. Man spricht dann von einem durchlässigen Darm („leaky gut") und vom Leaky-Gut-Syndrom (siehe Seite 182).

Die Polizei-Truppe im Darm

Die dritte Verteidigungslinie unseres Körpers gegenüber Krankheitserregern ist das Darm-assoziierte Immunsystem (GALT). Über 70 Prozent aller Abwehrzellen, die ein Mensch besitzt, sind im Dünn- und Dickdarm beheimatet – ein großer Teil in der Darmschleimhaut selbst, weitere in den Lymphfollikeln der Darmschleimhaut sowie in den Lymphknoten, die sich vor allem im Dickdarm und auch im Blinddarm befinden. Zuvor im Trainingscamp des Mikrobioms „ausgebildet", ist es die Aufgabe der Zellen des Darm-assoziierten

Immunsystems, unerwünschte Keime und körperfremde Stoffe zu bekämpfen und gleichzeitig Nährstoffen und nützlichen Mikroorganismen gegenüber tolerant zu sein und durch die Darmwand ins Körperinnere passieren zu lassen. Über das Lymphsystem ist das GALT mit dem restlichen Immunsystem verbunden und leitet Informationen über Krankheitserreger und Fremdstoffe vom Darm an die übrigen Immunzellen im Körper weiter. Auf diese Weise spielt das GALT eine zentrale Rolle in der gesamten Abwehr.

↘ UNSER ZWEITES GEHIRN: WIE DER DARM AUF DIE PSYCHE WIRKT (UND UMGEKEHRT)

Liegen Ihnen bevorstehende Entscheidungen schwer im Magen? Schlucken Sie Ihren Ärger bei der Arbeit oft im wahrsten Sinne des Wortes hinunter? Kennen Sie die Schmetterlinge im Bauch, wenn Sie verliebt sind oder waren? Oder entscheiden Sie mitunter „aus dem Bauch heraus“? Dann wissen Sie, dass Bauch und Gehirn keine getrennten Strukturen sind, sondern zusammenhängen und miteinander „reden“. Mehr noch: Wenn Darm und Hirn miteinander kommunizieren, dann scheint nicht das Hirn der „Chef“ zu sein, wie man vielleicht meinen möchte.

Vieles in der Verbindung und in der Kommunikation zwischen Bauch und Kopf ist noch nicht bis ins letzte Detail entschlüsselt und Gegenstand von Forschungen, einiges aber erleben die meisten von uns jeden Tag und wird von der Wissenschaft bestätigt. So sprechen Forscher mittlerweile sogar von einem „zweiten Gehirn“, das sich in unserem Bauchraum befindet. Und das mit gutem Grund: In beiden

Organen – im Gehirn und im Darm – sind dieselben Hormone, Botenstoffe und Nervenzellen zu finden. Wir wissen mittlerweile, dass die Wände des Darmtraktes von 100 bis 200 Millionen Nervenzellen durchzogen sind – das sind mehr als im nervenreichen Rückenmark zu finden sind. Damit ist der Darm nach dem Gehirn das zweitgrößte Nervenballungsgebiet im Körper.

Die Nervenzellen im Darm arbeiten autonom, werden also nicht – wie lange angenommen wurde – vom Gehirn gesteuert. Sie lenken die Verdauung vom Magen abwärts, analysieren die Zusammensetzung der Nahrung, geben die Befehle zu den peristaltischen Bewegungen, mit denen die Nahrung durch die Hohlorgane des Verdauungstraktes geschoben wird, steuern die Nährstoffaufnahme und koordinieren die Infektabwehr. Lediglich am Ende des Darmes, dem Rektum und Anus, endet das Hoheitsgebiet des „Bauchhirns". Das Kopfhirn mischt sich wieder ein, das uns eine bewusste, vom Kopf ausgehende Steuerung erlaubt: Wir können deshalb den Stuhlgang unterdrücken oder willentlich einen Pups entweichen lassen.

Wie autonom das Nervensystem im Darm, das wir übrigens „enterisches Nervensystem" nennen, arbeitet, zeigt ein erstaunliches Experiment: Der Humanbiologe Michael Schemann von der Technischen Universität München legte ein Stück des Darmes eines Meerschweinchens in eine Nährlösung und stellte fest, dass der Darm – losgelöst vom übrigen Körper des Tieres – weiter seine Arbeit verrichtete und Kot in die Richtung des nicht mehr vorhandenen Ausganges transportierte.

Die „Autobahn" zwischen Bauch und Kopf

Selbst wenn Gehirn und Darm autonom ihrer Arbeit nachgehen, so sind die beiden Schaltzentralen doch über die Darm-Hirn-Achse miteinander verbunden – unter anderem über das Rückenmark und zahlreiche Nervenstränge. Eine zentrale Rolle spielt dabei der Vagus-Nerv, der vom Gehirn in vielen Verästelungen in den Körper verläuft und dabei auch den Verdauungstrakt, vom Rachen bis zum Dickdarm, ansteuert. Mittlerweile weiß man, dass der Informationsaustausch auf dieser Nerven-Autobahn vor allem in eine Richtung verläuft – erstaunlicherweise aber nicht von oben (Kopfhirn) nach unten (Bauchhirn), sondern umgekehrt: 90 Prozent der Informationen und Signale werden nämlich vom Darm ins Gehirn gefunkt. Man kann also mit Fug und Recht behaupten, dass die Schaltzentrale in unserer Körpermitte liegt, der Bauch also das Kommando führt.

Die allermeisten Informationen, die von unten nach oben geschickt werden, sind nichts anderes als ein Statusbericht aus unseren Verdauungsorganen. Gewissermaßen ein Update, wie es um die Verdauungsleistung, die Aktivität der Darmbakterien oder den Zustand unserer Darmbarriere bestellt ist. Verarbeitet werden die Informationen aus dem Darm großteils in jenen Hirnarealen, die für unsere Gefühle zuständig sind. Ist alles so weit okay, löst das in uns das gute Gefühl der Zufriedenheit und des Wohlbefindens aus.

Wenn unser Gehirn in das Geschehen im Darm eingreift, ist meist Gefahr in Verzug oder zumindest allerhöchste Alarmbereitschaft angesagt. Das passiert, wenn unser Darm nach oben meldet, dass mit dem Nahrungsbrei, der den Darm erreicht, etwas nicht stimmt. Dann aktiviert das Gehirn sein Brechzentrum und befehligt dem

Darm, den Rückwärtsgang im Verdauungsprozess einzulegen – das soeben Gegessene also über Magen und Speiseröhre wieder aus dem Körper zu befördern.

An der Kommunikation zwischen Darm und Gehirn sind auch der Sympathikus und der Parasympathikus beteiligt. So wie das enterische Nervensystem gehören sie zum vegetativen und damit unbewussten und nicht steuerbaren Nervensystem. Wenn im Sport, im Beruf oder in stressigen Situationen Höchstleistungen gefordert sind, schaltet sich der Sympathikus ein, der das Gehirn, die Muskeln und den Herzschlag aktiviert, den Verdauungsorganen über den Vagus-Nerv allerdings meldet, dass die Tätigkeit gedrosselt werden soll. Ein sinnvoller Vorgang, den Mutter Natur so vorgesehen hat, damit sich unsere Energie in lebensbedrohlichen Situationen auf Flucht oder Kampf konzentrieren kann. Heutzutage ist es weniger das wilde Tier vor uns, das Gefahr signalisiert, sondern der tägliche Stress, existenzielle Sorgen oder kritische Lebensereignisse und Krisen, die uns in Alarmbereitschaft versetzen – und unsere Verdauungsorgane mit Verstopfung, Durchfall oder Übelkeit reagieren lassen (siehe dazu Seite 99). Umgekehrt greift der Parasymphatikus in das Geschehen ein, wenn wir auf der Couch liegen, ein gutes Buch lesen und ganz entspannt „die Fünf gerade sein lassen". Dann beruhigen sich Herzschlag und Atmung und das Gehirn meldet, dass Verdauungs- und Stoffwechselvorgänge wieder Fahrt aufnehmen können.

Die Macht unserer Darmbakterien

Mittlerweile ist die Wissenschaft zur Erkenntnis gekommen, dass nicht nur die Nervenzellen des Bauchhirns Signale an das Kopfhirn senden, sondern auch unser Mikrobiom, also die Billionen an

Bakterien, die in unseren Verdauungsorganen leben und dort, wie wir gehört haben, für Wohl und Wehe verantwortlich sind. Die Darmbakterien als Untermieter in unserem Körper können vom Darm aus mit unserem Gehirn permanent kommunizieren und Informationen austauschen. Es mag zwar auf den ersten Blick fast unglaublich klingen, ist aber tatsächlich eine der wichtigsten Verbindungen zwischen Organen und Gehirn in unserem Körper. Die „Sprache" zwischen Hirn und Darm sind dabei Botenstoffe, die ähnlich einer Glasfaser eine unheimlich schnelle Verbindung darstellen.

Versuche an Mäusen haben gezeigt, dass unter sterilen Bedingungen geborene und aufgezogene Mäuse weniger kontaktfreudig sind als solche, die mit einer normalen Darmflora besiedelt sind. Außerdem waren bei steril aufgezogenen Mäusen bestimmte Gehirnregionen kleiner, andere größer ausgebildet als bei „normalen" Artgenossen. Das machte sie ängstlicher und scheuer. Wurden die sterilen Mäuse in den Käfig zu ihren konventionellen Artgenossen gesetzt, entwickelte sich auch eine Darmbesiedelung, und die Mäuse änderten ihr Sozialverhalten.

Was bei Mäusen beobachtet wurde, lässt sich auch beim Menschen feststellen: Bei einem krankhaften Ungleichgewicht in der Darmflora wird seit einiger Zeit die Stuhltransplantation als bewährtes Therapieverfahren eingesetzt, um die Darmbakterien wieder neu aufzubauen (siehe Seite 206). Dabei zeigte sich allerdings, dass zwar die Darmflora wieder ins Lot kam und schwere oder lästige Leiden verschwanden, häufig aber andere „Nebenwirkungen" auftraten: Die Patienten nahmen zu oder litten urplötzlich an depressiven Verstimmungen, wenn der Spender übergewichtig war oder an Depressionen litt. Das legt den Schluss nahe, dass die Darmbakterien zahlreiche Botenstoffe produzieren, die über das Blut und die Darm-Hirn-Achse ins Gehirn gelangen und sich auf unsere Psyche auswirken. Im Zuge einer Stuhltransplantation werden sie von einem Menschen zum anderen weitergegeben. Zu einem ähnlichen Schluss kommt die Beobachtung, dass Menschen mit Reizdarmsyndrom und chronisch entzündlichen Darmerkrankungen häufig unter Ängsten, Depressionen und Stressgefühlen leiden. Außerdem fanden Forscher heraus, dass Menschen mit Depressionen, Autismus oder Schizophrenie sehr oft eine andere Zusammensetzung der Darmflora aufweisen als gesunde Menschen und auch häufiger unter Verdauungsproblemen leiden.

Dass unser Darmmikrobiom ein richtiggehender Stimmungsmacher ist, liegt außerdem an den vielen Hormonen, die direkt im Darm gebildet werden. So entsteht beispielsweise Serotonin zu 95 Prozent im

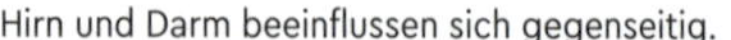

Hirn und Darm beeinflussen sich gegenseitig.

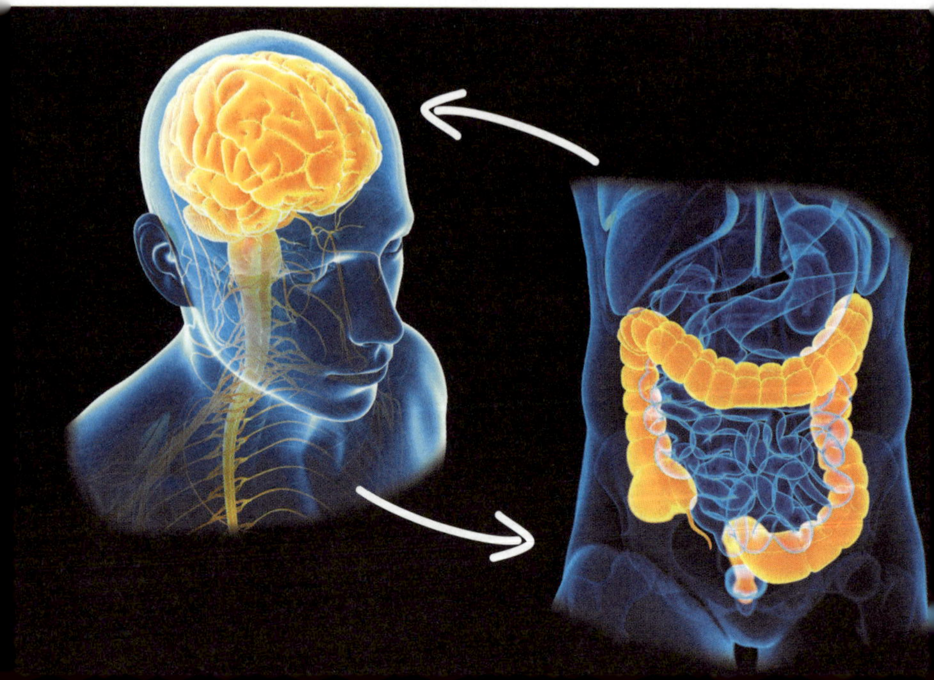

Darm. Der als „Glückshormon“ bekannte Stoff regt im Darm die Verdauungstätigkeit an, lässt uns aber auch ruhiger, zufriedener und gelassener werden. Denn Serotonin ist ein wichtiger Gegenspieler der Stresshormone Cortisol, Adrenalin und Noradrenalin – sozusagen unser Anti-Stresshormon. Bei einem Serotonin-Mangel klagen Betroffene häufig über Reizdarmbeschwerden, über Schlafstörungen, Antriebslosigkeit, schlechte Laune und Gereiztheit. Einen niedrigen Serotonin-Spiegel findet man auch bei Menschen, die unter Depressionen leiden.

Nachdem wir bereits erfahren haben, dass unsere Darmflora stark von der Ernährung abhängig ist, greifen wir diesen roten Faden am Beispiel der Serotonin-Produktion wieder auf, um zu verdeutlichen, wie vielfältig sich unser tägliches Essen auf uns und unser Wohlbefinden auswirken kann. Serotonin wird im Körper aus der Aminosäure Tryptophan gebildet. Damit dies passieren kann, muss genügend Tryptophan in den Dünndarm gelangen. Das verhindert allerdings allzu oft ein Zucker namens Fruchtzucker. Dieser wird heutzutage vielen Lebensmitteln zugesetzt, und zwar in einem derartigen Ausmaß, dass er nicht mehr von jedem aufgenommen werden kann. Er wandert deshalb unverdaut in den Dickdarm. Fruktoseintoleranz lautet in diesem Fall die Diagnose (siehe Seite 124). Diese Unverträglichkeit hat zusätzlich einen unangenehmen Nebeneffekt: Fruchtzucker kann nämlich Tryptophan binden. Stellen Sie es sich wie ein Boot vor (in unserem Fall wäre das der Fruchtzucker), das Tryptohan an Bord nimmt und mit in den Dickdarm schleust. Damit kann es im Dünndarm nicht mehr aufgenommen und zu Serotonin verstoffwechselt werden. Das bedeutet: Unsere Ernährung hat wesentlichen Anteil daran, wenn wir uns niedergeschlagen, antriebslos und müde fühlen.

Ein weiterer wichtiger Botenstoff, der für die Informationsübertragung in unseren Nervenzellen wichtig ist und im Darm entsteht, ist die Gamma-Amino-Buttersäure (GABA). Sie wird von „guten“ Darmbakterien gebildet und wirkt beruhigend, entspannend und angstlösend. Auch das Glücks- und Belohnungshormon Dopamin wird zu einem großen Teil im Darm gebildet, ein Mangel von Dopamin lässt sich bei der Parkinson-Krankheit feststellen.

Das zeigt: Der Darm und die in ihm beheimatete Bakterienwelt haben einen wesentlichen Einfluss auf unser Wohlbefinden. Einerseits schlagen zunehmender Stress, Leistungsdruck und Alltagshektik auf unseren Magen und Darm, andererseits kann sich ein Ungleichgewicht in der Zusammensetzung der Darmbakterien auf unser Gemüt auswirken. Und nicht immer kann man Ursache und Wirkung eindeutig definieren – die Forschung hat hier noch einiges zu tun.

↘ UNSERE LINIE: WAS DIE DARMFLORA MIT DEM GEWICHT ZU TUN HAT

Die Hose zwickt, das Hemd spannt und auch ohne die Waage aus dem Schrank holen zu müssen, ist die Erkenntnis da: Schon wieder ein paar Kilo mehr. Zumindest innerlich starten viele die bekannte Verteidigungsrede in eigener Sache: Dabei habe ich doch so viel Sport gemacht, nur Gesundes gegessen, jedes Dessert links liegen lassen. Es können also nur die Gene sein! In der Tat sind die Erbanlagen nicht ganz unschuldig daran, ob wir beim reinen Hinschauen schon zunehmen oder ordentlich zuschlagen können und trotzdem rank und schlank bleiben. Über 100 Gene wurden mittlerweile von der Wissenschaft als Dickmacher identifiziert, oder etwas weniger salopp gesagt: Sie machen ihre Träger anfälliger für Übergewicht und Fettleibigkeit. Mittlerweile setzt sich aber noch eine weitere Erkenntnis durch: Nicht nur die Gene entscheiden, ob man dick oder dünn durchs Leben geht, sondern auch unsere Darmbakterien bzw. die Art der Darmbakterien, die wir in uns tragen.

Wie bei so vielem in der Wissenschaft und Forschung brachten auch in diesem Fall Versuche an Mäusen das Aha-Erlebnis: Es waren Forscher der Washington University in St. Louis, die auf die Idee kamen, Mäusen, die zuvor keimfrei gehalten worden waren, das Darmmikrobiom von menschlichen Zwillingen – der eine schlank, der andere übergewichtig – zu transplantieren. Die einen Mäuse erhielten das Mikrobiom des schlanken Zwillings übertragen, die anderen jenes des übergewichtigen. Das Ergebnis: Trotz gleichbleibenden Nahrungsangebotes nahmen die Mäuse mit den Darmbakterien des übergewichtigen Zwillings zu, während die anderen ihr normales Gewicht gehalten haben.

90 Prozent aller Darmbakterien zählen zu den 2 Gruppen der Firmicutes und der Bacteroidetes.

Von Firmicutes und Bacteroidetes

Nur ein Jahr später waren dieselben Forscher so weit und konnten ein weiteres Geheimnis lüften: Die Zusammensetzung des Mikrobioms von Schlanken unterscheidet sich signifikant von jenem von übergewichtigen Menschen. Schlanke Menschen dürfen sich über eine viel größere Bakterienvielfalt im Darm freuen, vor allem aber über das „richtige" Verhältnis zweier Bakteriengruppen, denen immerhin 90 Prozent aller Darmbakterien angehören: der Firmicutes und der Bacteroidetes. Bei Normalgewichtigen überwiegen Bacteroidetes, während bei Übergewichtigen die Firmicutes die Oberhand im Darm haben. Firmicutes sind wahrlich gute Kostverwerter, sie können im Gegensatz zu ihren Kollegen der Bacteroidetes-Gruppe selbst aus unverdaulichen Ballaststoffen noch Energie gewinnen und dem Körper in Form von Zucker und Fettsäuren zur Verfügung stellen – egal, ob er diese Energie benötigt oder nicht. Tut er das nicht, speichert er sie für Notzeiten – was sich irgendwann an Bauch und Hüfte bemerkbar macht. Firmicutes sind in der Lage, jeden Tag zehn Prozent mehr Energie aus der Nahrung zu generieren, das sind mindestens 200 Kilokalorien mehr als dies bei einer Bacteroiodetes-Dominanz der Fall ist. Diese Bakteriengruppe ist ein weitaus weniger gründlicher Nahrungsverwerter, sodass gar einige Nährstoffe und Energie, sofern nicht benötigt, mit dem Stuhl ausgeschieden werden. 200 Kilokalorien mehr am Tag summieren sich über die Tage und Wochen und können aufs Jahr gerechnet durchaus einige Kilogramm mehr auf der Waage bedeuten.

Die Erkenntnis, dass es zwischen Übergewicht und den Firmicutes-Bakterien im Darm wohl einen Zusammenhang gibt, animierte Forscher zu vertiefenden Studien. So gingen sie beispielsweise der Frage auf den Grund, welches der vielen Bakterien, die der Gruppe der Bacteroidetes bzw. der Firmicutes angehören, wie arbeitet und wie auf den Körper des Menschen wirkt. Dabei wurde in ersten Studien ein Bakterium namens Clostridium ramosum, das zur Gruppe der Firmicutes gehört, als „Übeltäter" identifiziert. Im Mäuseversuch zeigte sich, dass dieses Bakterium die Bildung von sogenannten enterochromaffinen Darmzellen anregt und diese wiederum vermehrt Serotonin ausschütten. So weit, so gut, immerhin handelt es sich dabei um ein „Glückshormon". Allerdings fördert Serotonin auch die Fettaufnahme im Darm, was die Entstehung von Fettpolstern begünstigt.

Kein Freibrief für ein ungesundes Leben

Wobei an dieser Stelle die Bedeutung von generell gesunder Ernährung und vor allem auch von regelmäßiger Bewegung unterstrichen werden muss. Wer glaubt, sich allein aufgrund seiner Gene oder seines Darmmikrobioms auf der Couch zurücklehnen zu dürfen, der irrt. Ein Lebensstil, zu dem eine ausgewogene Ernährung ebenso gehört wie ausreichend und regelmäßige Bewegung, hilft nachweislich dabei, gesund zu bleiben – und das an Leib und Seele. Oder mit anderen Worten: An Übergewicht ist nicht allein eine unglückliche Zusammensetzung der Darmbakterien schuld.

Außerdem darf man nicht vergessen, dass sich die Bakterienwelt im Darm durch den Lebensstil beeinflussen lässt: So weiß man, dass sich sowohl eine gesunde, ausgewogene Ernährung als auch regelmäßige fordernde Bewegung günstig auf die Zusammensetzung des Darmmikrobioms auswirken (siehe Seite 79). Man muss also keineswegs an eine Stuhltransplantation denken, um sein Mikrobiom im Darm positiv beeinflussen zu können, sondern hat es zu einem guten Teil selbst in der Hand.

GUTE FREUNDE:

Was unserem Darm guttut

↘ PROBIOTIKA UND PRÄBIOTIKA

Die Ernährung ist der Treibstoff für unseren Körper – auch für unsere Darmbakterien. Dabei sind die Billionen Mikroorganismen in unserem Verdauungstrakt extrem flexibel und anpassungsfähig: Sie reagieren unmittelbar auf das, was wir ihnen an Lebensmitteln und Getränken zuführen. Wenn wir uns also Darmbakterien-freundlich ernähren, lenken wir unsere Bakterienwelt unmittelbar in eine gesunde Richtung.

Was aber beinhaltet eine darmfreundliche Ernährung? Die Antwort auf diese Frage kommt ohne die beiden Begriffe Probiotika und Präbiotika nicht aus.

Probiotika – vom Griechischen *pro bios,* was so viel wie „für das Leben" heißt – sind lebende Mikroorganismen, die laut der Weltgesundheitsorganisation WHO dem Menschen einen gesundheitlichen Vorteil bringen, wenn sie in ausreichender Menge aufgenommen werden. Im Darm unterstützen Probiotika die „guten", gesund erhaltenden Darmbakterien, verdrängen schädliche Bakterien und Krankheitserreger, helfen bei der Verdauung, unterstützen die Abwehrkräfte im Darm und stärken die Schutzfunktion der Darmbarriere. Sie verhindern also, dass Keime in den Blutkreislauf gelangen. Das kann sich beispielsweise bei chronisch entzündlichen Darmerkrankungen positiv auswirken. Sie werden auch eingesetzt, um Durchfallerkrankungen, etwa nach Antibiotika-Therapien, zu heilen und Entzündungen einzudämmen. In diesen Fällen werden probiotische Produkte zur oralen Einnahme verschrieben, die imstande sind, die Magensäure zu überstehen und unbeschadet in den Darm zu gelangen.

Saures Gemüse für den Darm

Die beiden wichtigsten probiotischen Vertreter sind Laktobazillen und Bifidobakterien. Beide produzieren Milchsäure, die im Darm für jenes saure Milieu sorgt, das Krankheitserregern nicht behagt. Bifidobakterien stellen zudem kurzkettige Fettsäuren her, die den Darmzellen Energie liefern und damit die Darmbarriere stärken. Beide Mikroorganismen kommen natürlicherweise im Darmmikrobiom vor, können aber zur Verstärkung ihrer positiven Eigenschaften auch eingenommen, also mit der Nahrung zugeführt werden. Enthalten sind sie beispielsweise in Milchprodukten wie Joghurt oder Kefir und in anderen milchsauer vergorenen (fermentierten) Lebensmitteln, wie es das traditionelle Sauerkraut ist, aber ebenso die traditionellen Gerichte aus Asien, wie Tempeh, ein indonesisches Fermentationsgericht aus Sojabohnen, oder Kimchi, eine südkoreanische Gemüsezubereitung.

FERMENTATION

Die Fermentation bzw. Milchsäurevergärung ist eine der ältesten Methoden, um Lebensmittel zu konservieren. Der Begriff beschreibt die Umwandlung von Stoffen durch Bakterien, Pilze oder Hefen. Während dieses Prozesses, der ohne Sauerstoff, also im luftdichten Gefäß erfolgt, entstehen Säuren, Gase und Alkohol, die das Lebensmittel haltbar machen und ihm gleichzeitig seinen einzigartigen Geruch und säuerlichen Geschmack verleihen. Bakterien, Pilze oder Hefen kommen natürlicherweise im Ausgangsprodukt vor, müssen also nicht zugegeben werden. Sie verstoffwechseln den enthaltenen Zucker und Stärke und wandeln sie in Milchsäure um.

Auf diese Weise wird aus Milch Joghurt oder Kefir und aus Weißkohl Sauerkraut. Milchsauer vergoren werden kann aber im Prinzip jedes Gemüse. Beim koreanischen Kimchi ist es vor allem Chinakohl, beim indonesischen Fermentationsgericht Tempeh sind es Sojabohnen.

Die Lieblingsspeise der „guten" Darmbakterien

Präbiotika – vom Griechischen *prä bios,* was mit „vor dem Leben" übersetzt werden kann – enthalten hingegen keine lebenden Mikroorganismen, sondern sind gewissermaßen das Futter für die Darmbakterien. Dabei handelt es sich um unverdauliche Lebensmittelbestandteile, wie es die Ballaststoffe sind. Der Schein trügt: Ballaststoffe sind keineswegs – wie es der Name vermuten lassen würde – unnötiger Ballast, der verzichtbar ist. Das Gegenteil ist der Fall. Der Dünndarm kann aus diesen pflanzlichen Faser- und Quellstoffen keine Energie für den Organismus gewinnen, sondern leitet sie unverdaut in den Dickdarm weiter. Dort werden vor allem die löslichen Ballaststoffe von den Darmbakterien freudig erwartet. Im Unterschied zu den unlöslichen Ballaststoffen nehmen sie bereits im Magen sehr viel Wasser auf und quellen, während die unlöslichen kaum Wasser aufnehmen, folglich ihre Struktur erhalten und unverdaut wieder ausgeschieden werden.

Zu den Präbiotika zählen vor allem die löslichen Ballaststoffe, die praktischerweise die Lieblingsspeise der „guten" Darmbakterien sind, in erster Linie der Bifidobakterien. Beim Zerlegen dieser Ballaststoffe setzen die Darmbakterien Säuren frei, die krankmachende Keime abwehren. Außerdem sind sie das Kraftfutter, das die „guten" Darmbakterien stärkt und in ihrer Vermehrung fördert. Durch die

Zersetzung der Präbiotika produzieren Darmbakterien kurzkettige Fettsäuren, die dem Körper als Energiequelle zur Verfügung stehen, für die Immunabwehr wichtig sind und entzündungshemmend wirken. Nebenbei ernähren sie die Zellen der Darmschleimhaut, was sich positiv auf die Darmbarriere zum Organismus auswirkt. Präbiotika stehen auch im Ruf, die Eigenbewegungen (Peristaltik) des Darms zu fördern, was die Verdauung beschleunigt. Kurzum: Diese Ballaststoffe ernähren uns nicht direkt, aber wir profitieren von dem, was in unserem Darm damit gemacht wird.

Forschungen haben in den vergangenen Jahren gezeigt, dass sich eine ballaststoffarme Ernährung unmittelbar auf unsere Mitbewohner im Verdauungstrakt auswirkt: Erhalten sie diese für sie wichtigen Nahrungsbestandteile nicht, nimmt die Anzahl der Darmbakterien ab und auch ihre Zusammensetzung verändert sich, viele Arten verschwinden großteils oder zur Gänze. Der Schaden lässt sich zwar mit einer neuerlichen ballaststoffreichen Ernährung begrenzen, aber nicht mehr beheben.

Lösliche Ballaststoffe und damit Präbiotika sind vor allem Inulin und Oligofruktose, die in vielen Obst- und Gemüsesorten vorkommen. Wenn man seinen Darmbakterien gutes Futter zuführen will, dann sollte man vermehrt zu Wurzelgemüse wie Schwarz-, Maniok- oder Zichorienwurzeln greifen, ebenso zu Pastinaken und Topinambur, Chicorée, Artischocken, Zwiebeln, Lauch und Spargel, Hafer, Weizenkleie, Roggenmehl oder Bananen. Beides – Inulin und Oligofruktose – gibt es auch als Nahrungsergänzungsmittel im Handel zu kaufen. Ebenso gibt es Produkte, die sowohl Prä- als auch Probiotika enthalten, die sogenannten Symbiotika. Sie haben in bestimmten Fällen durchaus ihre Berechtigung, zu bevorzugen sind allerdings die

„richtigen“ Lebensmittel mit ihren Ballast- und Faserstoffen, die im Verbund unserem Körper guttun und ihn ausgewogen und gesund ernähren.

Was in den Kartoffeln vom Vortag steckt

Ein wertvolles Präbiotikum ist auch resistente Stärke, welche ebenso zu den Ballaststoffen gehört, die unsere „guten“ Darmbakterien ernähren. Sie entsteht, indem stärkehaltige Nahrungsmittel, zum Beispiel Reis, Kartoffeln, Bohnen, Linsen oder Erbsen, gekocht, danach abkühlt und entweder kalt oder nur leicht aufgewärmt gegessen werden. Durch das Erhitzen und anschließende Abkühlen der in diesen Lebensmitteln enthaltenen Stärke – ein Mehrfachzucker pflanzlicher Herkunft – verändert sich deren Struktur. Dadurch wird sie – wie der Name schon sagt – resistent gegen die Verdauungsenzyme im Dünndarm. Sie wird dort also nur in geringer Menge von den Enzymen gespalten und in der Folge vom Körper aufgenommen, der größte Teil gelangt – wie die Ballaststoffe – intakt in den Dickdarm, wo er den Darmbakterien als Nahrung dient. Mithilfe dieser resistenten Stärke produzieren die Darmbakterien kurzkettige Fettsäuren und Energie für den Organismus. Es steckt also viel Gutes in den Kartoffeln vom Vortag.

Neben den präbiotischen, also die Darmbakterien ernährenden löslichen Ballaststoffe gibt es auch die unlöslichen Ballaststoffe. Sie lösen sich nicht in Wasser und werden von den Darmbakterien auch nicht in dem Ausmaß verwertet und zersetzt wie die löslichen Ballaststoffe. Sie sind vielmehr Quellmaterial, das als ganze Fasern in den Darm gelangt, wo sie vor allem „Masse“ macht. Sie vergrößern das Stuhlvolumen, regen die Darmbewegungen an und tragen dazu bei, dass Nahrungsreste, Abbauprodukte und Schadstoffe weniger lange in den Verdauungsorganen verweilen und schneller aus dem Körper transportiert werden. Damit sind unlösliche Ballaststoffe eine wichtige Hilfe bei Darmträgheit und Verstopfung. Unlösliche Ballaststoffe sind in Form von Zellulose, Hemizellulose und Lignin vor allem in Getreide und Hülsenfrüchten zu finden.

Alles andere als Ballast

Ballaststoffe sind also in erster Linie wichtige Nahrung für die Darmbakterien, aber auch effiziente Verdauungshelfer, die Darmbewegungen anregen und bei Verstopfung wohltuende Linderung verschaffen können. Zudem sorgen sie für ein Sättigungsgefühl, weshalb sie gewissermaßen Übergewicht vorbeugen können. Sie wirken sich positiv auf den Blutzuckerspiegel aus, der nur langsam ansteigt, weshalb nur wenig Insulin ausgeschüttet werden muss. Deshalb gehören Ballaststoffe zu einer Ernährung, die Diabetes unterbinden kann.

Nachdem ein ausgewogenes Darmmikrobiom für unsere Gesundheit immer bedeutsamer wird und eine ballaststoffarme Ernährung die Ausgewogenheit der Darmbakterien gefährdet, ist nachvollziehbar, dass Ballaststoffe vielen heutigen Zivilisationskrankheiten, wie Herz-Kreislauf-Erkrankungen, aber auch Darmkrebs vorzubeugen helfen.

Allerdings sind Ballaststoffe nicht für jeden bekömmlich: Bei manchen können sie zu Blähungen, einem Völlegefühl oder zu unangenehmen Darmgeräuschen führen. Deshalb lohnt es sich, den Körper mit einer langsam ansteigenden Menge an Ballaststoffe zu gewöhnen und die individuelle Verträglichkeit herauszufinden. Auf diese wichtigen Nahrungsbestandteile ganz verzichten sollte man allerdings nicht. Auch künstlich hergestellte Nahrungsergänzungsmittel können es mit den natürlich vorkommenden Faserstoffen nicht aufnehmen, weshalb Gemüse, Obst, Hülsenfrüchte und Getreideprodukte zu bevorzugen sind und täglich auf den Teller gehören, will man seiner Verdauung und damit sich selbst Gutes tun.

↘ BITTERSTOFFE

Wenn unsere Zunge bitter schmeckt, dann verziehen immer noch viele – nicht nur Kinder – das Gesicht. Bitter ist neben süß, sauer, salzig und umami (herzhaft) der unbeliebteste Geschmack und dabei äußerst gesund. Unsere Verdauung profitiert von den Bitterstoffen, die wir deshalb nicht nur nach einem üppigen und fettreichen Essen zu uns nehmen sollten.

Bitterstoffe gehören zu den sekundären Pflanzenstoffen, die von der Pflanze eigens produziert werden, um sich Fressfeinde vom Hals zu halten. Bitteres steht also schon allein aufgrund dieses Ursprungs unter Generalverdacht. Weil auch der menschliche Körper Bitterem gegenüber auf der Hut ist, gibt es allein auf der Zunge extra viele Geschmacksrezeptoren, die Hunderte verschiedene Bitterstoffe erkennen, und deutlich weniger für die vier anderen Geschmacksrichtungen. Sie sind gewissermaßen ein Frühwarnsystem, das vor Giftigem und Verdorbenem schützt und bei Kindern besonders gut anschlägt: Der „Rückwärtsgang“ wird eingelegt, selbst wenn das Gekaute alles andere als giftig oder verdorben ist. An „bitter“ kann man sich aber gewöhnen, wie Kaffeetrinker bestätigen werden. Und das ist auch gut so, denn in Bitterstoffen steckt viel mehr als nur ein bitterer Geschmack.

Hinter dem Begriff „Bitterstoff" verbergen sich unzählige chemische Verbindungen, die vom Aufbau her unterschiedlich sind, den bitteren Geschmack und die vielfältigen positiven Wirkungen aber als Gemeinsamkeit haben. Gerade die Verdauung profitiert von den bitteren Stoffen in unserer Ernährung. Nicht umsonst sagt der Volksmund: „Bitter im Mund, Magen gesund."

Gesunde Alleskönner

Bereits im Mund fördern Bitterstoffe den Speichelfluss und regen die Ausschüttung von Magensaft, Gallenflüssigkeit und Bauchspeicheldrüsensekret an. Vor allem fettreiche Speisen sollen dadurch schneller zersetzt und verdaut werden. Wen wundert es also, dass auch der klassische Verdauungsschnaps nach einem üppigen und fettreichen Mahl bitter schmeckt und Magenbitter heißt. Allerdings sind natürlich vorkommende Bitterstoffe als Verdauungshelfer allemal besser als das alkoholische Getränk – eben des Alkohols wegen, der die Verdauung eher belastet als fördert. Zusätzlich regen Bitterstoffe die Darmbewegungen an und beugen damit häufigen Beschwerden wie Sodbrennen, Völlegefühl, Blähungen und Verstopfung vor. Auch bei entzündlichen Darmerkrankungen wie Morbus Crohn können Bitterstoffe zur Besserung und zur Linderung der Symptome beitragen. Des Weiteren zeigen sie sich gegen Darmpilze und Darmparasiten, die sich bei einem gestörten Darmmikrobiom krankhaft vermehren, hilfreich und therapieunterstützend.

Gleichzeitig mit der Aktivierung der Verdauungstätigkeit lässt das Hungergefühl nach und werden Heißhungerattacken gestoppt, weshalb die bitteren Stoffe auch als Appetitzügler dienen. Sie helfen bei der Entgiftung und Entsäuerung, wirken präbiotisch, also als gesundes Futter für unsere Darmbakterien, und regulieren und stabilisieren damit das Darmmikrobiom.

Noch weniger erforscht als die verdauungsfördernden Wirkungen der Bitterstoffe sind eine Reihe weiterer Eigenschaften, die ihnen zugeschrieben werden: So sollen sie die Abwehrkräfte stärken, antientzündlich und krampflösend, ebenso stimmungsaufhellend und damit antidepressiv wirken sowie bei Müdigkeit, Erschöpfung und Stress für Entspannung sorgen.

Bitter und gesund

In der Tat wahre Alleskönner, die regelmäßig auf den Teller sollten. Weil Bitterstoffe aber häufig verschmäht werden, wurde die bittere Note aus vielen pflanzlichen Nahrungsmitteln herausgezüchtet und diese somit für den Gaumen bekömmlicher gemacht. Auch schneiden viele Köche bittere Pflanzenteile aus dem Gemüse heraus.

Wer dies vielleicht ab heute nicht mehr tun möchte, kann aus dem Vollen schöpfen ...

- **Salate:** Endivien, Chicorée, Radicchio, Rucola, Löwenzahn
- **Gemüse:** Brokkoli, Grün- und Rosenkohl, Artischocken, Fenchel, Mangold, Radieschen, Sellerie, Brennnessel, Giersch
- **Obst:** Grapefruit, Kumquat
- **Kräuter:** Kümmel, Majoran, Ingwer, Salbei, Estragon, Kurkuma, Kardamom, Zimt, Thymian, Oregano, Rosmarin, Wermut, Schafgarbe, Liebstöckel, Anis, Nelke, Piment

↘ KOHLE

Wenn von Kohle die Rede ist, dann denken die meisten an die schwarzen Brocken für den Grill, die wenigsten an ein Heilmittel zum Einnehmen. Gemeint ist aber nicht die Grillkohle, sondern medizinische Kohle, auch Aktivkohle genannt, die Bakterien und Giftstoffe im Magen-Darm-Trakt bindet und aus dem Körper leitet. Sie wird deshalb zur Entgiftung und bei Durchfallerkrankungen eingesetzt.

Medizinische Kohle wird vorwiegend aus pflanzlichen Ausgangsmaterialien wie Holz, Baumrinde, Fruchtkernen oder Nussschalen gewonnen und besteht – wie die Grillkohle – großteils aus Kohlenstoff. Allerdings ist sie von poröserer und feinkörnigerer Struktur als das Brennmaterial. Im Grunde ähnelt Aktivkohle einem Schwamm voller winziger Kanäle und Poren. Dadurch vergrößert sich die Oberfläche enorm: Ein Gramm Aktivkohle bringt es dank der porösen Struktur auf eine innere Oberfläche von sagenhaften 1500 Quadratmetern. Darauf kann sich eine Vielzahl an Stoffen ablagern. Deshalb ist Aktivkohle in vielen Filtern zu finden – in der Dunstabzugshaube in der Küche ebenso wie im Lüftungsfilter im Auto oder im Wasserfilter.

Schwamm, der Giftstoffe aufsaugt

Bekannt und geschätzt ist Aktivkohle aber auch als Arzneimittel. Sie wird eingenommen und bindet im Magen-Darm-Trakt Bakterien, Giftstoffe und überschüssiges Wasser an sich und schleust es aus dem Körper. Sind Bakterien und Giftstoffe allerdings bereits über die Darmbarriere in den Blutkreislauf gelangt, kann Aktivkohle nicht mehr helfen. Sie bindet diese Stoffe ausschließlich im Verdauungstrakt und wird selbst nicht vom Körper aufgenommen.

Empfehlenswert sind Kohletabletten beispielsweise bei Durchfall. Durch ihre Fähigkeit, Wasser, Schadstoffe und Bakterien zu binden, stoppt die Aktivkohle die häufigen und flüssigen Darmentleerungen. Viele haben deshalb Aktivkohletabletten in ihrer Haus- oder Reiseapotheke. Auch bei Blähungen kann die Kohle helfen, weil sie imstande ist, Gase zu binden. Eingesetzt wird medizinische Kohle außerdem bei Vergiftungen durch Nahrungsmittel, Medikamente oder Schwermetalle. Deshalb ist sie auch in vielen Rettungswagen zu finden.

Zweifel an der Entgiftungsfähigkeit der Kohle wurden übrigens vor 200 Jahren im Rahmen von zwei Selbstversuchen ausgeräumt: 1811 nahm der französische Chemiker Michel Bertrand fünf Gramm hochgiftiges Arsen gemeinsam mit Aktivkohle zu sich – und überlebte. 20 Jahre später hatte der ebenfalls französische Apotheker Pierre Fleurus Touery dieselbe Idee: Er schluckte eine größere Menge des ebenfalls hochgiftigen Strychins mit Aktivkohle und überstand das Experiment ebenfalls.

Vor derlei Versuchen ist allerdings eindringlich zu warnen, ebenso vor einer unbedachten Einnahme der Aktivkohle: Bei Säuren, Laugen, Salzen und Pflanzenschutzmitteln ist sie nämlich nicht wirksam. Außerdem muss bedacht werden, dass Kohle die Wirksamkeit von Medikamenten, die über den Magen-Darm-Trakt aufgenommen werden, beeinträchtigen kann. Das gilt unter anderem auch für die Antibabypille. Grundsätzlich empfiehlt es sich, eine Entgiftung mit Aktivkohle nicht auf eigene Faust durchzuführen. Vor allem bei starken Vergiftungserscheinungen reicht dieses Mittel nämlich häufig nicht aus und es muss zusätzlich noch ein Gegengift verabreicht werden. Deshalb: Zu Risiken und Nebenwirkungen fragen Sie am besten Ihren Arzt und Apotheker.

Derzeit wird zur Entgiftung weniger auf Kohle, sondern vielmehr auf Zeolith zurückgegriffen. Dabei handelt es sich um ein silikatreiches Vulkangestein, das Giftstoffe extrem gut bindet. Deshalb wird es auch zur Entgiftung und Reinigung von Magen und Darm eingesetzt.

Schwarz ist im Trend

Mit den entgiftenden Eigenschaften der Kohle wirbt seit einiger Zeit auch die Kosmetikindustrie und die Gastronomie: Da gibt es die schwarze Zahnpasta zum Bleichen der Zähne, die klärende Kohle-Maske für die empfindliche Haut, den schwarzen Burger für den Wow-Effekt bei Tisch und den Kohle-Smoothie als Detox-Trend. Gegen einen Versuch oder eine Kostprobe aus reiner Neugierde und Interesse ist nichts einzuwenden, von einem regelmäßigen Konsum oder Gebrauch allerdings eher abzuraten. Während die Aktivkohle im medizinischen Bereich schon recht gut erforscht ist, steht das bei den derzeitigen Trends noch aus. Es ist weder bestätigt, dass die „schwarzen" Produkte die versprochene Wirkung zeigen, noch gesichert, dass bei ständiger Einnahme bzw. Gebrauch nicht unerwünschte Nebenwirkungen wie Nährstoffmängel auftreten.

↘ FASTEN

Wie das Auto den Treibstoff benötigt unser Körper das Essen. Es liefert ihm im besten Fall jene Energie, die er zum einwandfreien Funktionieren braucht. Dass dies nicht immer so ist bzw. das, was wir zu uns nehmen, unseren Motor mitunter zum Stottern bringt, das haben wir bereits erfahren. Auch, aber nicht nur deshalb tun essensfreie Zeiten unserem Körper gut. Sie sind gewissermaßen die Reset-Taste, die das

System Mensch auf die Werkseinstellung zurückfährt. Davon profitieren unter anderem unsere Verdauungsorgane.

Wer eine Zeit lang auf Essen oder auf bestimmtes Essen verzichtet, der tut dies häufig für die Figur. Gefastet wurde aber seit Urzeiten in erster Linie nicht zur Gewichtsabnahme. Zum einen sicherte Fasten in früheren Zeiten das Überleben: Nahrung war nicht zu jeder Zeit in rauen Mengen verfügbar, längere Hungerperioden waren keine Seltenheit. Trotzdem blieb der Mensch damals – häufig bedroht von Feinden auf zwei und vier Beinen – leistungs- und vor allem überlebensfähig. Zum anderen wusste man schon sehr früh um die gesundheitliche Bedeutung des zeitweiligen Verzichtes auf Nahrung. So gehörte bereits bei Hippokrates (460–370 v. Chr.), dem Vater der modernen Medizin, das Fasten zu den häufigsten Behandlungen, die er verordnete. Ihm wird folgendes Zitat zugeschrieben: „Wer stark, gesund und jung bleiben will, sei mäßig, übe den Körper, atme reine Luft und heile sein Weh eher durch Fasten als durch Medikamente."

Erholung für die Verdauungsorgane

Auch heute noch ist die Medizin von der heilenden Wirkung des Fastens überzeugt, und vermutlich ist sie in Zeiten des Nahrungsüberangebotes und der Bewegungslosigkeit – bedingt durch das viele Sitzen in Büros, Autos, Zügen, Bussen und auf Couchen – wichtiger und notwendiger denn je. Fasten bedeutet im Grunde nichts anderes als ein zeitweiliger Verzicht auf feste Nahrung. Das sind bei den derzeit bekanntesten Fastenmethoden mehrere Stunden (Intervallfasten) oder mehrere Tage (Heilfasten). Diese Auszeit ist für den gesamten Körper und vor allem für unseren Darm eine wahre Erholung. In den Stunden oder Tagen mit keiner oder nur geringer Verdauungstätigkeit kann sich die Darmwand erholen, Schleimhaut und Darmzellen regenerieren sich und bauen sich neu auf. Auch das Darmmikrobiom genießt die essensfreie Zeit und regeneriert sich. So gibt es mittlerweile mehrere Studien, die ergeben haben, dass nach einer Fastenperiode im Darm eine höhere Konzentration der Buttersäure (Butyrat) feststellbar war. Das ist jene kurzkettige Fettsäure, die unsere Darmzellen ernährt und entzündungshemmend wirkt. Eine essensfreie Zeit hat außerdem Auswirkungen auf die Zusammensetzung der Darmbakterien, in erster Linie der Firmicutes- und der Bacteroidetes-Bakterien. Wie wir bereits erfahren haben, wird ein Übermaß an Firmicutes-Bakterien mit Übergewicht in Zusammenhang gebracht. Der mit einer Fastenkur häufig einhergehende Gewichtsverlust könnte also neben der reduzierten Nahrungsmenge auch an dem „Reset" der Darmbakterienwelt liegen. Ebenso befeuert eine Fastenkur die Bakterienvielfalt im Darm, insbesondere jene Bakterien nehmen zu, die als „die Guten" in unseren Verdauungsorganen bekannt sind. Dazu zählen zum Beispiel die Bifidobakterien, aber auch eine Art, die sich Christensenella nennt und mit Langlebigkeit in Verbindung gebracht wird.

Das körpereigene Selbstreinigungsprogramm

Der Darm profitiert außerdem von einem weiteren Prozess, der sich durch das Fasten aktiviert: die Autophagie, was so viel bedeutet wie Selbstreinigung oder Recycling. Dabei werden schadhafte Zellbestandteile abgebaut oder verwertet, beschädigte Zellen repariert und durch neue ersetzt. Es ist also gewissermaßen eine Selbstverdauung oder ein körpereigener Anti-Aging-Prozess. Damit hat das Fasten auch eine wichtige zellschützende Wirkung, die unter

Umständen sogar krebsvorbeugend sein kann. In den Zustand der Autophagie kommt der Körper allerdings erst, wenn er – bedingt durch die Fastenzeit – seinen Stoffwechsel umstellt. Der Körper braucht nämlich rund um die Uhr Energie, die er – wie wir wissen – aus der zugeführten Nahrung gewinnt. Wird ihm keine Nahrung mehr zur Verfügung gestellt, greift er die gespeicherten Reserven an und bedient sich dabei zunächst an den Kohlenhydratvorräten. Die Energiegewinnung aus Fett ist ihm schlichtweg zu aufwändig, bei längeren Fastenperioden aber unumgänglich. Nach etwa zwölf Stunden, in denen kein Nachschub zugeführt wird, sind die Kohlenhydratvorräte aufgebraucht und der Körper muss die Fettreserven anzapfen, um genügend Energie für Gehirn und Muskeln bereitstellen zu können. Das ist ein weiterer Grund, wieso viele beim Fasten abnehmen. Übrigens: Bei der Fettverbrennung entstehen Ketonkörper, die nicht nur als Energielieferanten dienen, sondern auch entzündungshemmend und stimmungsaufhellend wirken.

Laut Wissenschaftlern läuft die Zellerneuerung durch die Autophagie nach 72 Stunden ohne Nahrung am effizientesten. Entsprechend wäre das Heilfasten mit seiner mehrtägigen Fastenzeit dem stundenweisen Nahrungsentzug des Intervallfastens vorzuziehen.

Fasten hat noch weitere positive Effekte auf den Organismus: Zu hohe Blutdruckwerte sinken, ebenso der Blutzuckerspiegel. Außerdem schmilzt bei der Fettverbrennung zuerst das viszerale Fett, das sich um die inneren Organe ansammelt. Das alles reduziert das Risiko für Herz-Kreislauf-Erkrankungen. Außerdem sind beim Fasten weniger Entzündungsmarker im Blut nachweisbar. Studien haben auch ergeben, dass sich Cholesterinwerte einpendeln und das Nervensystem vor krankhaften Veränderungen geschützt wird.

Sich eine regelmäßige Auszeit vom permanenten Nahrungsüberschuss zu nehmen, ist folglich auf jeden Fall empfehlenswert und eine Wohltat für Körper und Geist. Im Prinzip kann jeder fasten. Der Mensch ist seit Urzeiten auf Fastenperioden eingestellt. Davon abzuraten ist allerdings Schwangeren, stillenden Müttern, Kindern und Jugendlichen. Für sie ist das Risiko von Nährstoffmängeln zu groß. Auch Untergewichtige sollten nicht fasten. Im Zweifel empfiehlt sich, eine Fastenperiode zuvor mit dem Arzt abzuklären und/oder sie ohnehin in der Gruppe unter Anleitung anzugehen – das motiviert zusätzlich.

↘ BEWEGUNG

Bewegungsmuffel haben es nicht leicht. Wohin sie sehen und hören, überall ist davon die Rede, wie wichtig Bewegung für den Körper und die Gesundheit ist. Auch für die Darmgesundheit. Dabei lieben unsere Verdauungsorgane vor allem Ausdauersport bei geringer bis mittlerer Belastung, während ihnen Übertraining und Hochleistungssport weniger behagen.

Regelmäßige Bewegung und Sport sind gut für das Herz-Kreislauf-System und bringen das Gehirn auf Trab. Diese positiven Effekte sind mittlerweile allseits bekannt. Durch Forschungsarbeiten bestätigt ist, dass sich körperliche Aktivität auch positiv auf die Verdauungsorgane und ihre „Bewohner" auswirkt. Zumal Magen und Darm von den Muskeln der Bauchdecke umgeben sind und die Nahrung durch wellenartige Bewegungen über Speiseröhre, Magen und Darm weitertransportiert wird, ist der positive Einfluss von Bewegung und Training naheliegend. So pusht die Körperbewegung die Darmbewegungen: Die Nahrung wird schneller durch den Darm transportiert, was Verstopfung und Darmträgheit vorbeugt. Beides sind Beschwerden, unter denen vor allem Personen leiden, die einer sitzenden Tätigkeit nachgehen und sich am Feierabend und Wochenende kaum zu Sport aufraffen können.

Darmbakterien lieben körperliche Betätigung

Außerdem ist mittlerweile gut belegt, dass regelmäßiger Sport die Anzahl und Vielfalt der Darmbakterien steigert: Sportler haben ein vielfältigeres Darmmikrobiom als Bewegungsmuffel. Diese Darmbakterien sind auch ausgesprochen aktiv. So ist beispielsweise die kurzkettige Fettsäure Butyrat (Buttersäure) im Darm von Sportlern vermehrt nachweisbar. Bekanntlich versorgt diese Fettsäure die Darmzellen mit Energie und unterstützt damit die Darmbarriere. Außerdem wirkt Butyrat entzündungshemmend und unterstützt die Abwehrkräfte in der Darmschleimhaut. Dazu tragen Antikörper und Botenstoffe bei, die durch Bewegung im Darm freigesetzt werden und dort entzündlichen Erkrankungen vorbeugen.

Positiv wirkt regelmäßige körperliche Betätigung ebenfalls auf das Verhältnis der beiden großen Bakteriengruppen Firmicutes und Bacteroidetes. Erstere – die guten Kostverwerter, die aus praktisch allem Energie gewinnen – haben es in „bewegten" Menschen schwerer. Das dürfte ein Mitgrund sein, warum sportliche Zeitgenossen schlanker sind als Couch-Potatoes. Allerdings muss man mitbedenken, dass sich Sportler oder zumindest bewegungsbewusste Menschen häufig deutlich gesünder ernähren als Bewegungsmuffel. Auch dies hat entscheidende Auswirkungen auf unser Darmmikrobiom, weshalb vermutlich nicht allein der regelmäßigen Bewegung diese Effekte zugeschrieben werden können.

Lieber moderat als intensiv

Unser Darm liebt vor allem moderates Ausdauertraining: Radfahren, Laufen, Schwimmen oder einfach nur flottes Gehen bringen unsere Verdauungsorgane auf Hochtouren. Kontraproduktiv ist hingegen Übertraining oder Leistungssport. Um bei steigender körperlicher Belastung die Muskulatur mit ausreichend Blut, Sauerstoff und Nährstoffen versorgen zu können, wird die Durchblutung im Darm und die Verdauungstätigkeit zurückgefahren. Dies kann bei einer kurzzeitigen Höchstleistung kompensiert werden, bei andauernder Belastung, wie sie im Leistungssport notwendig ist, zieht dies meist Beschwerden mit sich, die von Verdauungsproblemen bis hin zu chronischen Entzündungen reichen können. Die Minderdurchblutung stresst nämlich die Darmbarriere, die auf Dauer durchlässiger für Schad- und Giftstoffe wird. Außerdem verändert sich unter ständigen körperlichen Stresssituationen und fehlenden bzw. mangelnden Ruhephasen das Mikrobiom zum Negativen. Häufig sind Beschwerden mehr lästig als ein Gesundheitsrisiko, aber sie beeinträchtigen die Leistungsfähigkeit meist erheblich und schlagen sich deshalb auch in schlechteren Wettkampfergebnissen nieder. Schätzungen zufolge kann jeder zweite Leistungssportler ein Lied davon singen.

Ebenso bedenken muss man, dass sich nicht nur der Sport auf den Darm auswirkt, sondern der Darm auch auf den Sport: Nur ein gesunder Darm ermöglicht körperliche Leistungen und Anstrengungen. Deshalb wird bei Darmproblemen von Sport eher abgeraten. Hier empfiehlt sich auf jeden Fall ein Gespräch mit dem behandelnden Arzt, bevor man sich in Laufschuhe oder Wanderklamotten wirft.

ÄRGSTE FEINDE:

Was unserem Darm zusetzt

↘ STRESS

Zeitdruck, Prüfungsangst, Arbeitsüberlastung, Leistungsdruck, Reisefieber: All das setzt uns und unseren Körper unter Stress und schlägt im wahrsten Sinne des Wortes auf den Magen – und auf unseren Darm. Was kurzfristig kein Problem ist und unsere Verdauungsorgane locker wegstecken, entwickelt sich bei permanentem Stress zu einem Teufelskreis, in dem sich Kopfhirn und Bauchhirn gegenseitig befeuern.

Dass im Kopf und im Darm zwei unterschiedliche Nervensysteme aktiv sind, die aber im regen Austausch miteinander stehen und sich gegenseitig beeinflussen, haben wir bereits erfahren (siehe Seite 69). Psychischer Stress, der sich im Kopf abspielt, hat deshalb unweigerlich Auswirkungen auf unsere Verdauungsorgane.

Zwei Gegenspieler im Nervensystem

Eine zentrale Rolle spielen dabei der Sympathikus und der Parasympathikus, zwei Bereiche des vegetativen, also autonomen Nervensystems, das alle von uns nicht willentlich beeinflussbaren Körperfunktionen steuert: Atmung, Herzschlag, Stoffwechsel und auch die Verdauung. Wie wir bereits erfahren haben, ist der Sympathikus für unsere Aktivierung zuständig. Wenn Gefahr droht oder Höchstleistungen von uns erwartet werden, aktiviert er gewissermaßen den Überlebensmodus: Das Herz schlägt schneller, der Blutdruck steigt, die Pupillen und Bronchien weiten sich, die Muskeln werden angespannt sowie Stresshormone wie Adrenalin, Noradrenalin und Cortisol ausgeschüttet. Alles, was zum unmittelbaren Überleben nicht notwendig ist, wird zurückgefahren – unter anderem auch die

Verdauung. Die Verdauungsbewegungen werden verlangsamt, weniger Speichel und Schleimstoffe gebildet, die Aktivität von Galle und Bauchspeicheldrüse wird gebremst, die Durchblutung gedrosselt – alle Energie soll dem Gehirn zur Verfügung gestellt werden.

Ist die Stresssituation überstanden, schaltet sich der Parasympathikus ein. Er ist für die Ruhe, Regeneration und Erholung zuständig, dafür, dass neue Reserven aufgebaut werden. Der Herzschlag beruhigt sich, der Blutdruck normalisiert sich und die Aktivität von Magen, Darm, Galle und Bauchspeicheldrüse wird wieder stimuliert.

Der permanente Wechsel von Anspannung und Entspannung ist von Mutter Natur so vorgesehen, weshalb unser Organismus damit gut umgehen kann. Stressige Phasen werden durch Erholungsphasen wieder kompensiert. Für viele Menschen in der heutigen Zeit trifft das allerdings nicht mehr zu: Ein Abgabetermin folgt auf den nächsten; ständige Verpflichtungen, oft auch in der Freizeit; Leistungserwartungen vom Chef oder an sich selbst; dazu noch Telefon, soziale Netzwerke und Internet, die viele pausenlos im Anspannungsmodus halten und nicht zur Ruhe kommen lassen. Dann signalisiert der Kopf dem Darm vor allem eines: Permanenter Ausnahmezustand! Und auf den reagieren unsere Verdauungsorgane. Während sich bei kurzzeitigen Stresssituationen die Darmbewegungen beschleunigen können (deshalb ruft das Prüfungsgespräch mitunter Durchfall hervor), verlangsamt sich die Peristaltik bei ständigem Stress. Dann ist Verstopfung die häufige Folge. Die verminderte Durchblutung in den Verdauungsorganen und die reduzierte Schleimbildung nagen auch an der wichtigen Darmbarriere, die bei anhaltendem Stress durchlässiger wird. Bakterien und Schadstoffe können leichter in den Blutkreislauf gelangen und dort Entzündungen auslösen.

Stiller Flächenbrand im Körper

Forschungen haben ergeben, dass permanenter Stress im Darm sogenannte „stille Entzündungen“ begünstigen kann. Diese äußern sich nicht unbedingt durch Schmerzen, gerötete Haut oder Schwellungen, sondern entwickeln sich unauffällig und unbemerkt, „still“ eben. Das ist zugleich das Tückische daran: Man bemerkt sie kaum. Denn auch die klassischen Entzündungswerte im Blut sind in diesen Fällen meist unauffällig. Unser Immunsystem ist zwar trotzdem alarmiert und schickt Abwehrzellen und Botenstoffe los, um den krankmachenden Keimen auf den Leib zu rücken. Meistens aber nicht sehr erfolgreich, weil sich stille Entzündungen schnell zum Flächenbrand entwickeln und sich im ganzen Körper ausbreiten. Die Folge: Man fühlt sich müde, krank, ausgelaugt – und findet selten eine Ursache. In diesem Gebiet ist sicherlich noch viel zu erforschen, aber erste Untersuchungen deuten darauf hin, dass sogenannte stille Entzündungen mit dem Entstehen verschiedener Krankheiten wie Herz-Kreislauf-Erkrankungen, Diabetes, Parodontitis oder Hauterkrankungen in Zusammenhang stehen könnten.

Der Vollständigkeit halber muss an dieser Stelle gesagt werden, dass nicht nur Stress zu solchen stillen Entzündungen führen kann. Einseitige Ernährung mit einem folglich gestörten Darmmikrobiom, Bewegungsmangel, Übergewicht, Rauchen und übermäßiger Alkoholkonsum sind weitere Risikofaktoren für die Entwicklung stiller Entzündungen.

Chronischer Stress zieht auch an unseren Darmbakterien nicht vorüber. Untersuchungen an Mäusen, die bei vielen Forschungen zuerst herhalten müssen, später dann auch an Menschen, haben gezeigt, dass die Artenvielfalt im Darmmikrobiom massiv leidet. Es trifft – wie meistens – zuerst die „guten" Darmbakterien: Laktobazillen und Bifidobakterien reagieren auf den Stress, indem sie in ihrer Anzahl stark abnehmen, während die krankmachenden Bakterien, zu denen beispielsweise Clostridien und Enterobakterien zählen, sich zunehmend ausbreiten. Dadurch gerät das Darmmikrobiom aus dem Gleichgewicht, man spricht von einer Dysbiose, mit den bereits genannten Folgewirkungen (siehe Seite 43).

Und nun schließt sich der Teufelskreis: So wie das Gehirn mit dem Darm kommuniziert und permanenter Stress vom Kopf an die Verdauungsorgane weitergegeben wird, so „spricht" auch der Darm mit dem Gehirn und vermittelt ihm umgehend über Hormone und eigene Botenstoffe den „Unruhezustand". Dies wiederum „befeuert" das Gehirn erneut, und es setzt das Stress-Warnsystem über den Sympathikus in Gang.

MEIN TIPP Folgen Sie Ihrem „Bauch-Gefühl" und sorgen Sie für Entspannung und Ruhe in Ihrem Leben. Ihr Kopf, Ihr Herz und auch Ihr Darm danken es Ihnen – versprochen!

↘ ZU SCHNELL, ZU VIEL UND ZU OFT

Für eine funktionierende Verdauung und ein ausgeglichenes Darmmikrobiom ist einerseits ausschlaggebend, was wir essen und andererseits auch, wie wir es essen und wie viel davon. Zu viel und zu schnell behagt unserer Körpermitte nämlich überhaupt nicht.

Hinuntergeschlungen statt vorverdaut

Dass die Verdauung im Mund beginnt, haben wir bereits im ersten Kapitel dieses Buches erfahren. So wie es auch danach in Magen und Darm alles andere als ruck, zuck geht und es mitunter Tage dauert, bis die Überbleibsel des Gegessenen unseren Körper wieder verlassen, darf und sollte auch der erste Verdauungsschritt – das Essen – etwas Zeit in Anspruch nehmen. Hastig zwischen einem Termin und dem nächsten einen Bissen hinunterschlingen, ist aus mehrerlei Hinsicht ungesund: Zum einen signalisiert Stress – wie wir im vorhergehenden Kapitel erfahren haben – dem Körper, dass die Verdauung zweitrangig ist und sämtliche Energie in anderen Körperteilen mehr verlangt wird als in Magen und Darm. Entsprechend verlangsamen sich die Verdauungsbewegungen. Zum anderen wird bei hastigem Essen die Mahlzeit mehr hinuntergeschlungen als gekaut. Damit verzichten wir – aus Zeitgründen – auf den wichtigen ersten Verdauungsschritt. Zur Erinnerung: Gut gekaut ist halb verdaut (siehe Seite 10). Unser schneller Bissen gelangt also nur grob zerkleinert in den Magen, wo erheblich mehr Arbeit ansteht als bei einem gut gekauten und damit dickflüssigen Brei. Unser Essen liegt länger im Magen, wo es durch die Magensäfte und die Bewegungen der Magenwände aufgearbeitet werden muss. Bekanntlich werden durch den Pförtner am Magenausgang nur maximal ein Millimeter große Nahrungsbröckchen in den Dünndarm entlassen. Man muss kein großer Mathematiker sein, um zu verstehen, dass größere Nahrungsteile länger als kleinere bearbeitet werden müssen, um die Durchlassgröße zu erreichen.

Außerdem wird beim hektischen Essen viel Luft geschluckt, die sich durch unangenehmes Aufstoßen oder lästige Blähungen einen Weg nach draußen sucht. Langsames Essen und sorgfältiges Kauen, kombiniert mit ausreichend Flüssigkeit, sorgen nicht nur für einen leichter verdaulichen Nahrungsbrei, sondern auch dafür, dass das Sättigungsgefühl während der Mahlzeit eintritt und man folglich früher aufhört bzw. nicht über den Hunger isst. Bei zu hastigem Essen ist die Gefahr groß, dass man bereits deutlich zu viel in sich hineingeschlungen hat, wenn das Sättigungsgefühl einsetzt. Übergewicht ist nicht selten die Folge.

MEIN TIPP Nehmen Sie sich Zeit für die Hauptmahlzeiten, essen Sie im Sitzen, kauen Sie langsam (bis zu 15-mal pro Bissen) und trinken Sie vor und während den Mahlzeiten.

Wenn das Suppenkoma droht

Unsere Verdauungsorgane überfordert nicht nur zu schnelles Essen, sondern auch zu üppiges Essen, also zu große Portionen. Wer mittags den Teller bis an den Rand füllt oder auf eine Vorspeise noch eine Hauptmahlzeit und ein Dessert folgen lässt, der kennt das Gefühl: Das Essen liegt im wahrsten Sinne des Wortes schwer im Magen – Suppenkoma oder Schnitzelkoma nennt der Volksmund diesen Zustand gerne. Um die Nahrung möglichst schnell aufzuarbeiten und die Nährstoffe in den Kreislauf aufzunehmen, konzentriert der

Organismus sämtliche Energie nicht auf Gehirn und Muskeln (wie bei akutem Stress), sondern auf Magen und Darm: Müdigkeit, Trägheit und ein Leistungstief machen sich breit. Statt dem Schreibtisch ruft die Couch oder das Bett.

MEIN TIPP Häufen Sie den Teller nicht auf und belassen Sie es vor allem an Tagen, in denen Sie nach dem Essen noch arbeiten müssen, bei einer Vor- oder einer Hauptspeise. Wählen Sie auch eher leichter verdauliche Nahrungsmittel, wie es beispielsweise Gemüse, Salat oder Kohlenhydrate sind, und verzichten Sie auf zu fette Mahlzeiten, deren Verdauung viel Zeit in Anspruch nimmt.

Pause für die Verdauung

Reichen drei Mahlzeiten am Tag oder sollten es fünf sein? Oder noch ein Snack zwischendrin? Die Frage, wie oft wir uns über den Tag verteilt zu Tisch setzen oder eine kleine Zwischenmahlzeit zu uns nehmen sollten, scheidet die Ernährungsexperten. Das Hungergefühl ist hierbei sicherlich ein guter, wenn nicht sogar der beste Wegweiser. Fakt ist allerdings auch, dass unsere Verdauungsorgane mitunter eine Pause benötigen. Das spricht für das Fasten, wie wir im vorhergehenden Kapitel erfahren haben. Das spricht aber auch dafür, in nicht zu engen Zeitabständen zu essen, sondern Magen und Darm Zeit zu geben, die letzte Mahlzeit zu verdauen und die Verdauungsgänge ordentlich zu säubern. Auch die Zellerneuerung findet vor allem in den „arbeitsfreien“ Zeiten des Darmes statt. Außerdem benötigt der Verdauungsvorgang stets viel Energie, die auch anderswo dringend benötigt wird.

MEIN TIPP Essen Sie zu den drei Hauptmahlzeiten – Frühstück, Mittagessen und Abendessen –, aber schlagen Sie sich dabei nicht den Bauch voll. Gegen zwei Zwischenmahlzeiten ist nichts einzuwenden, achten Sie aber darauf, Ihrem Magen und Darm zumindest zwei bis drei essensfreie Stunden zwischen den Mahlzeiten zu gönnen. Und: Verzichten Sie auf den nächtlichen Gang zum Kühlschrank! Gerade in den Nachtstunden brauchen Ihre Verdauungsorgane – so wie Sie – Ruhe. Wenn Sie Magen, Darm und Co. noch die größere Freude machen wollen, dann entscheiden Sie sich gerne für eine mehr oder weniger lange Fastenkur (siehe Seite 92).

(K)eine Lieblingsspeise

Ein schönes Steak, dazu ein Glas Wein und zum Abschluss ein feines Dessert: Dagegen ist nichts einzuwenden – wenn es nicht jeden Tag auf dem Speiseplan steht. Denn was unseren Gaumen erfreut, schmeckt unseren Darmbakterien oft weniger. Zu viel Zucker, zu viel Alkohol und zu viel Fett bringen unser Darmmikrobiom durcheinander. Das fein abgestimmte Gleichgewicht in der Bakterienwelt verschiebt sich, krankmachende Keime nehmen überhand. Zudem stehen vor allem rotes Fleisch und verarbeitete Wurstwaren in Verdacht, das Risiko für Darmkrebs zu erhöhen. Das gilt im Übrigen auch für gepökelte Fleischwaren, wie es zum Beispiel Speck ist. Dabei ist es besonders das Nitrit-Pökelsalz, das dem Fleisch zugesetzt wird, um es haltbar zu machen, aus dem sich krebserregende Nitrosamine bilden können. Ebenso beim Räuchern können krebserregende Substanzen entstehen, beispielsweise Benzpyren. Ganz und gar zu verteufeln sind Fleisch- und Wurstwaren deshalb aber keineswegs. Gerade rotes Fleisch enthält viel hochwertiges Eiweiß, B-Vitamine und vor allem Eisen. Deshalb gehört es zu einer abwechslungsreichen und ausgewogenen Ernährung. Wie bei so vielem im Leben ist auch hier ein maßvoller Genuss durchaus erlaubt und sogar erwünscht.

↘ UNVERTRÄGLICHKEITEN: WENN DAS ESSEN KRANKMACHT

Die Ernährung hält uns am Laufen, kann uns aber auch ganz schön einbremsen. Der Organismus mancher Menschen zieht aus bestimmten Nahrungsmitteln nicht jene Nährstoffe, die er benötigt, sondern reagiert darauf mit Beschwerden unterschiedlichster Art. Man spricht in diesem Fall von einer Unverträglichkeit. Diese kann immunologisch bedingt sein (Allergie) oder – in den meisten Fällen – nicht immunologisch bedingt.

Weil die allermeisten, die nach dem Genuss von Milch, Getreide, Süßem, Erdbeeren oder Krustentieren mit Blähungen, Bauchschmerzen, Durchfall oder Kopfschmerzen zu kämpfen haben, sofort an eine Allergie denken, klären wir zunächst die Begrifflichkeiten.

Allergie

Bei einer Allergie kommt es zu einer Reaktion der körpereigenen Abwehr, des Immunsystems. Dieses reagiert normalerweise auf Krankheitserreger und bekämpft sie, um den Körper vor Schäden zu bewahren. Eine Allergie tritt dann auf, wenn ein fehlgeleitetes Immunsystem eigentlich harmlose Substanzen (sogenannte

Allergene, beispielsweise ein Nahrungsbestandteil) als Feind ansieht und zur Abwehr sogenannte IgE-Antikörper bildet. Diese Reaktion auf den körperfremden Stoff ist deutlich übertrieben und nicht notwendig. Man spricht in einem solchen Fall von einer immunologischen Reaktion. Eine Allergie entsteht normalerweise erst nach wiederholtem Kontakt mit einem Allergen („Sensibilisierung"). Beim ersten Kontakt treten noch keine Beschwerden auf. Beim wiederholten Kontakt lösen die Antikörper eine Freisetzung von Stoffen aus, zum Beispiel Histamin aus den Immunzellen, wo es gehortet wird, um im Alarmzustand einsatzbereit zu sein. Die Folge sind Juckreiz, Magen-Darm-Beschwerden, Brennen und Schwellung im Mundraum sowie in einigen Fällen lebensbedrohliches Kreislaufversagen im anaphylaktischen Schock. Allergien lösen häufig Sofortreaktionen aus, die Beschwerden treten also unmittelbar nach dem Verzehr des betreffenden Nahrungsmittels auf, und es besteht keine Dosisabhängigkeit: Bereits geringste Spuren eines Allergens können bei entsprechender Sensibilisierung heftigste bis tödliche Reaktionen auslösen.

Allergien auf Lebensmittel sind häufig vererbt und betreffen etwa zwei Prozent der Bevölkerung. Die Diagnose erfolgt mit dem sogenannten Pricktest, bei dem verschiedene allergenhaltige Lösungen mit Abwehrzellen der Haut in Kontakt gebracht werden, um zu sehen, welche Allergene allergische Reaktionen auslösen. Weitere Diagnosemöglichkeiten sind blutserologische IgE-Nachweisverfahren auf verschiedene Allergene und molekularbiologische Tests. Die Behandlung erfolgt mit individuellen Desensibilisierungsverfahren und Ernährungs- und Lebensstilberatungen sowie medikamentös mit Antihistaminika und Kortison.

Häufige Allergene sind: Erdnüsse, Haselnüsse, Fisch, Krustentiere, Sellerie, Karotten, Äpfel, Soja.

Sonderfall Kreuzallergie

Allergene aus Gräser-, Kräuter- oder Baumpollen gleichen in ihrer Struktur bestimmten Eiweißstoffen aus Früchten oder Gemüsesorten. Deshalb reagieren Pollenallergiker auch auf bestimmte Nahrungsmittel allergisch, die Eiweiße enthalten, welche das Immunsystem an die allergieauslösenden Pollen erinnern. Man spricht in diesem Fall von einer Kreuzallergie. Am meisten Kreuzallergien entwickeln sich aus einer Allergie auf Frühblüherbäume wie Birke, Erle und Hasel. Mehr als die Hälfte dieser Allergiker vertragen Kern- und Steinobst (Äpfel, Birnen, Kirschen, Pfirsiche, Zwetschgen) sowie Nüsse und Mandeln nicht. Problematisch sind auch andere Pollenallergene: Wer auf Beifuß allergisch reagiert, tut dies meist ebenso auf Sellerie, Paprika oder Karotte. Beifuß gilt zudem als Leitallergen für Kräuter- und Gewürzallergien: Pfeffer, Dill oder Petersilie werden deshalb auch nicht vertragen (siehe Tabelle).

Aufpassen sollten aber nicht nur Pollenallergiker: Bekannt ist außerdem eine Kreuzreaktion zwischen Latex, das in Gummihandschuhen enthalten ist, und Bananen, Kiwis und Avocados. Ebenso reagieren viele Allergiker auf Hausstaubmilben auch empfindlich auf Meeresfrüchte.

Ob Kreuzallergien auftreten und wie sie sich zeigen, ist individuell sehr unterschiedlich: So können sie nur während der akuten Pollensaison auftreten, die entsprechenden Lebensmittel müssen dann nicht das ganze Jahr über gemieden werden. Außerdem reagiert der

Körper meist nur auf das rohe, naturbelassene Lebensmittel. Wird der Apfel zum Beispiel gekocht, stellt sich keine Reaktion ein. Faktoren wie Stress, körperliche Anstrengung oder Alkohol können Kreuzallergien verschlimmern. Auf jeden Fall sollte man sich von einem Allergologen beraten lassen. Wichtig ist nämlich, die Hauptallergie und mögliche Kreuzreaktionen zu identifizieren.

Häufige Kreuzreaktionen: Mögliche Unverträglichkeiten

Pollen	Nahrungsmittel häufig	Nahrungsmittel selten
Baumpollen (Birke, Erle, Hasel)	Kernobst (Apfel, v. a. Granny Smith und Golden Delicious), Steinobst (Pfirsich, Aprikosen, Pflaumen), Haselnuss, Walnuss, Mandel	Kiwi, Birne, Litschi, Karotte, Sellerie
Beifuß und Wegerich	Sellerie (roh und gekocht), Karotte (roh), Kümmel, Anis, Petersilie, Fenchel, Koriander, Bananen, Gurken, Melonen	Pfeffer, Paprika (Gewürz), Basilikum, Chili, Senf, Lorbeer, Knoblauch, Dill, Zwiebel, Pfefferminze, Muskat
Gräser- und Getreidearten	Tomaten, Getreidekörner, Erdnuss, Bohnen, Soja, Linsen, Erbsen	Spinat, Mangold, Kartoffeln, Melonen, Kiwi

Intoleranz

Bei einer Intoleranz ist – im Gegensatz zur Allergie – das Immunsystem nicht beteiligt. Sie ist eine Unverträglichkeitsreaktion und keine allergische Reaktion. Dabei ist der Körper nicht imstande, bestimmte Nahrungsmittel oder Nahrungsbestandteile richtig zu verdauen. Ihm fehlt meist das richtige „Werkzeug" – ein spezifisches Enzym oder Transportprotein –, um bestimmte Nahrungsbestandteile zerlegen und aufnehmen zu können. Auch bei einer Intoleranz können Histaminreaktionen ausgelöst werden, allerdings nicht über das Immunsystem mit seinen IgE-Antikörpern. Daher zeigen manche Intoleranzen ein ähnliches Beschwerdebild wie echte Allergien.

Intoleranzen lösen meist keine Sofortreaktionen aus, sind zumeist nicht so schwer ausgeprägt und in der Regel dosisabhängig: Eine Intoleranzreaktion ist also umso schwerer, je mehr von dem nicht vertragenen Nahrungsmittel aufgenommen wird. Die Beschwerden können mit Durchfällen, Bauchschmerzen und Blähungen sehr unangenehm und lebenseinschränkend sein.

Die Diagnose erfolgt über Atemtests, Provokationstests und spezifische Eliminationsdiäten. Eine zumindest vorübergehende gänzliche Vermeidung der entsprechenden Substanz bzw. des Nahrungsmittels ist auch der erste Behandlungsschritt. Danach kann das Lebensmittel stufenweise wieder in den Speiseplan aufgenommen werden bis zum Erreichen der Toleranzgrenze.

Sehr häufig Auslöser von Intoleranzen sind Laktose, Gluten, Histamin, Fruktose.

Die häufigsten Unverträglichkeiten

Laktoseintoleranz

Laktose ist eine Zuckerart, die in keinem anderen Lebensmittel außer der Milch von Säugetieren natürlicherweise vorkommt: in Kuhmilch, Schafmilch, Ziegenmilch, Stutenmilch und auch in der Muttermilch. Sie wird „Milchzucker“ genannt.

Laktose besteht aus zwei Zuckermolekülen: dem Schleimzucker (Galaktose) und dem Traubenzucker (Glukose). Um vom Körper verwertet werden zu können und in der Folge als Energielieferant zur Verfügung zu stehen, muss der Zweifachzucker in seine beiden Bestandteile aufgespalten werden. Das übernimmt normalerweise ein Enzym namens Laktase. Fehlt dieses Enzym oder ist es nur teilweise vorhanden, werden die Bestandteile der Laktose nicht im Dünndarm aufgenommen. Der Milchzucker gelangt ungespalten in den Dickdarm, wo er von Bakterien in Milchsäure, Essigsäure und Methan zersetzt wird. Dies kann die Ursache von Blähungen, Schmerzen und Durchfall, aber auch von Kopfschmerzen, Schwindel oder Müdigkeit sein, die dann auftreten, wenn das entsprechende Milchprodukt im Dickdarm angelangt ist, also nach mindestens einer Stunde. Ob und wie stark Symptome auftreten, hängt meist von der Dosis ab und ist individuell verschieden.

Etwa 70 Prozent der Weltbevölkerung weisen eine mehr oder weniger ausgeprägte Laktoseintoleranz auf. In Europa sind es nur fünf Prozent, dort dürften sich mit zunehmender Milchwirtschaft erbliche Merkmale durchgesetzt haben, die auch nach dem Säuglingsalter eine ausreichende Laktaseproduktion gewährleisten. Sobald Muttermilch kein Hauptnahrungsmittel mehr ist – also nach dem

Babyalter –, fährt der Körper nämlich die Bildung von Laktase automatisch zurück. Bei den meisten Menschen in Europa wird aber aufgrund der historischen Entwicklung – das Sesshaftwerden samt Viehzucht – immer noch genügend von dem Enzym gebildet, um auch im Erwachsenenalter problemlos Milchzucker verdauen zu können.

Ein Laktasemangel kann aber nicht nur genetisch bedingt, sondern ebenso erworben sein: So kommt es beispielsweise bei entzündlichen Darmerkrankungen – Morbus Crohn oder Zöliakie – zu einer eingeschränkten Laktaseproduktion und somit zu einer sekundären Laktoseintoleranz.

Zuverlässig diagnostiziert werden kann eine Laktoseintoleranz über den sogenannten H_2-Atemtest: Dafür wird eine laktosehaltige Flüssigkeit getrunken und anschließend in ein Gerät gepustet, das die Wasserstoffkonzentration im Atem misst. Gelangt die Laktose nämlich unverdaut bzw. ungespalten in den Dickdarm, bilden die Bakterien dort bei der Zersetzung des Milchzuckers auch Wasserstoff, der ins Blut übergeht und von dort über die Lunge in den Atem gelangt.

Wer unter einer Unverträglichkeit leidet, sollte auf laktosehaltige Milchprodukte verzichten. Mittlerweile gibt es sehr viele laktosefreie Lebensmittel im Handel. Diese sind mit dem Enzym Laktase vorbehandelt worden, der Milchzucker ist also bereits aufgespalten. Das Produkt schmeckt dann süßer als jenes mit dem noch nicht aufgespaltenen Milchzucker. Außerdem enthalten Hartkäse oder fermentierte Produkte wie Joghurt weniger Laktose und werden deshalb meist gut vertragen. Allerdings muss man beachten, dass vielen Lebensmitteln Laktose künstlich zugesetzt wird. Sie ist also in der Margarine ebenso zu finden wie in Bratwürsten oder Kartoffelchips und versteckt sich hinter Namen wie „Süßmolkenpulver" oder „Magermilchpulver". Im Handel gibt es entsprechende Laktasetabletten, die nach einer milchreichen Mahlzeit eingenommen werden können und die Aufspaltung des Milchzuckers unterstützen.

In der Regel werden laktosefreie Produkte gut vertragen. Allerdings gibt es auch Menschen, für die Milch, selbst bei zugesetzter Laktase, schwer verträglich bleibt – aus bisher noch ungeklärten Gründen.

Laktosegehalt einiger Milchprodukte
Lebensmittel mit einem Laktosegehalt unter 0,1 Gramm pro 100 Gramm gelten als laktosefrei.

Lebensmittel	Laktosegehalt in Gramm / 100 Gramm
Butter	0,6–0,7
Butterschmalz	0,1
Hart-, Schnitt- und Weichkäse	weniger als 0,1
Joghurt	3,5–5,7
Milch	4,5–5,0
Frischkäse	2,0–3,8
Magerquark	4,1
Sahne	3,1–4,0

Milch-Allergie

Die Milch ist ein gutes Beispiel dafür, dass ein und dasselbe Lebensmittel sowohl eine Unverträglichkeit als auch eine Allergie hervorrufen kann. Während sich die Unverträglichkeit auf den Milchzucker (Laktose) bezieht, der aufgrund eines Enzymmangels im Körper nicht aufgespalten werden kann, so ist eine Allergie immunologisch bedingt und richtet sich hauptsächlich auf die Eiweiße in der Milch. Der überwiegende Teil der Milcheiweiße sind Kaseine, sie sind nicht tierspezifisch, also muss bei einer Allergie auf Kasein die Milch aller Säugetiere gemieden werden. Die Molkeneiweiße Alpha-Laktalbumin und Beta-Laktoglobulin sind hingegen nur in der Kuhmilch enthalten, weshalb bei einer Allergie nur Kuhmilch gemieden werden muss. Während Kasein ziemlich hitzestabil ist, zerfallen die Molkenproteine bei Hitze. In diesen Fällen kann die abgekochte Milch meist bedenkenlos genossen werden. Dies gilt auch für verarbeitete Milchprodukte: Bei einer Allergie auf Kasein sind auch diese zu meiden, bei Molkenproteinen hingegen sind pasteurisierte Produkte meist gut genießbar.

Die Beschwerden können direkt nach der Aufnahme von Milch auftreten (Soforttyp) oder erst nach Stunden oder Tagen (Spättyp). Mögliche Symptome des Soforttyps sind Nesselsucht, plötzliche Schwellung, Rötung, Juckreiz, laufende Nase, Husten, Atembeschwerden, Schwellung des Kehlkopfes, Bauchschmerzen, Erbrechen, Durchfall, Übelkeit oder, wenngleich sehr selten, ein anaphylaktischer Schock (lebensbedrohlicher Blutdruckabfall).

Treten die Beschwerden erst Stunden oder Tage nach der Aufnahme von Kuhmilch auf – Spättyp –, sind es häufig Symptome eines

Reizdarms, Entzündung der Speiseröhre, chronischer Husten, schnelle Atmung, asthmaähnliche Beschwerden oder Neurodermitis.

Im Kleinkindalter ist die Allergie auf Milcheiweiße die häufigste Allergieform. Sie beginnt meist, wenn das Baby abgestillt und mit Flaschennahrung aus Milchpulver ernährt wird. Die Allergie wächst sich dann oft aus, ab dem dritten Lebensjahr nimmt die Häufigkeit deutlich ab.

Histaminintoleranz

Histaminintoleranz, auch Histaminose, ist eine relativ häufige Unverträglichkeit. Sie geht auf eine Abbaustörung des Stoffes Histamin zurück. Histamin ist ein biogenes Amin, das der Körper aus der Aminosäure Histidin selbst herstellt und als Gewebehormon sowie Nervenbotenstoff wirkt: Es hilft bei der Regulation des Schlaf-Wach-Rhythmus mit, regt die Bildung von Magensaft an, senkt den Blutdruck und ist an der Appetitkontrolle und der Immunabwehr beteiligt.

Eine Unverträglichkeit entsteht vor allem dadurch, dass auch viele Lebensmittel Histamin enthalten, vorzugsweise gereifte, vergorene und nicht mehr frische Lebensmittel. Im Körper wird Histamin von den Enzymen Diaminoxidase (DAO) und Histamin-N-Methyltransferase (HNMT) abgebaut. Ein Mangel dieser Enzyme (normalerweise DAO) führt dazu, dass mit der Nahrung aufgenommenes Histamin zu langsam abgebaut wird und sich in der Folge eine erhöhte Menge Histamin im Körper ansammelt. Auch eine durchlässige Darmwand (Leaky Gut), ein gestörtes Darmmikrobiom oder Darmerkrankungen wie Morbus Crohn können die Unverträglichkeit von Histamin beeinflussen, indem sie zu einem Mangel an histaminabbauenden

Enzymen führen. Das Histamin gelangt damit über die Darmwand in den Blutkreislauf und löst dort gewissermaßen einen Alarmzustand aus.

Die Unverträglichkeitssymptome können vielfältig sein, weil verschiedene Zellen im Körper Andockstellen für das Histamin haben: Magen-Darm-Probleme, Hautprobleme (Nesselsucht und Juckreiz), Atemwegsbeschwerden, Kopfschmerzen, Erschöpfung, Herzrasen, Hitzegefühle. Die Symptome können denen einer Allergie durchaus ähnlich sein, was daran liegt, dass die bei einer Allergie aktiven Antikörper zu einer vermehrten Histamin-Ausschüttung führen und dies die allergietypischen Symptome auslöst.

Enthalten ist Histamin in Käse (je länger gereift umso mehr), Fleisch und Wurst, Fisch (besonders Konserven) und alkoholischen Getränken (vor allem Bier). Dabei wird der Histamingehalt von Reifegrad, Lagerung und Verarbeitung beeinflusst. Außerdem gibt es Lebensmittel, die zwar selbst kein Histamin enthalten, aber bestimmte Zellen zur Ausschüttung des körpereigenen Histamins animieren, Schokolade und Erdbeeren zum Beispiel. Auch bestimmte Medikamente beeinflussen eine vermehrte Histaminausschüttung.

Weil die Symptome sehr unterschiedlich sein können, ist eine Diagnose meist schwierig. Hilfreich sind ein Symptom- und Ernährungstagebuch. Mithilfe einer dreistufigen Ernährungsumstellung – zunächst histaminhaltige Lebensmittel komplett meiden, danach schrittweise wieder einführen und Symptome abgleichen und schließlich eine langfristige Ernährungsumstellung – wird in der Regel die Diagnose gestellt. Die langfristige Ernährungsumstellung mit dem Verzicht auf histaminreiche Nahrungsmittel ist der wichtigste

Therapieschritt. Antihistaminika können kurzfristig oder auf Reisen helfen, Beschwerden durch einen zu hohen Histaminspiegel zu verhindern. Sie wirken allerdings nicht bei jedem gleich und vermögen die Symptome oft nur zu lindern. Heilen kann man eine Histamin-Intoleranz meist nicht.

Histamin: Wo man zugreifen und wo man aufpassen sollte

Lebensmittel	zu meiden	verträgliche Alternative
Fleisch	Fleischkonserven; gepökeltes, getrocknetes, mariniertes, geräuchertes oder anderweitig haltbar gemachtes Fleisch; püriertes Fleisch (Fleischkäse, Aufstriche); fast alle Wurstwaren	naturbelassenes Frischfleisch, tiefgekühltes Fleisch
Fisch, Krusten- und Schalentiere	Fischkonserven, marinierte, gesalzene, getrocknete, geräucherte oder in Essig eingelegte Fische und Meeresfrüchte; Thunfisch, Sardine, Hering, Makrele, Sardelle; Muscheln, Krebse, Krabben, Shrimps	fangfrischer Fisch (direkt vom Angler oder von der Fischzuchtanlage); tiefgekühlter Fisch (nicht zu lange gelagert; rasch auftauen und sofort verwenden)
Milchprodukte	gereifte Käsesorten wie Hartkäse, Weichkäse, Schimmelkäse, Fonduekäse	Frischkäse wie Quark und Mozzarella, frische Milch, Sahne

Lebensmittel	zu meiden	verträgliche Alternative
Getreide	hefehaltiges Gebäck, Weizenprodukte (nur in kleinen Mengen verträglich)	Kartoffeln, Reis, Mais, alle Getreidearten als Korn, Schrot, Grieß, Mehl, Teig- und Backwaren, Blätterteig
Gemüse	Tomaten, Spinat, Sauerkraut, Melanzane, Avocado, Oliven, Hülsenfrüchte, Steinpilze, Champignons	alle anderen Gemüsesorten (frisch und tiefgekühlt)
Obst und Beeren	Erdbeeren, Himbeeren, Zitrusfrüchte, Banane, Kiwi, Birnen, Ananas, Nüsse (v. a. Walnuss, Cashewnuss, Erdnuss)	alle anderen Früchte und Beeren, Kokosnuss, Macadamianuss
Gewürze	Essig (v. a. Weinessig und Balsamico), Hefeextrakt, Geschmacksverstärker, Sojasauce, scharfe Gewürze	Kochsalz, Knoblauch, Küchenkräuter, milde Gewürze Alkoholessig (Branntwein- oder Weingeistessig), Maisstärke
Süßigkeiten	Kakao, braune und dunkle Schokolade	Zucker, Stevia, Honig, Agavendicksaft
Getränke	alkoholische Getränke, Sojamilch, Energydrinks	Wasser, Kräutertee, Rooibos-Tee, Säfte aus verträglichen Früchten

Glutenintoleranz (Zöliakie)

Die Intoleranz bezieht sich auf das in einigen Getreidearten enthaltene Protein Gluten, das auch „Klebereiweiß" genannt wird. Es sorgt dafür, dass das Mehl reichlich Wasser aufnehmen kann und daraus ein elastischer Teig wird. Genau genommen handelt es sich um einen Proteinkomplex, wobei ein Teil davon, das sogenannte Prolamin, für die Beschwerden verantwortlich ist. Es ist in Weizen, Gerste, Roggen, Dinkel, Grünkern und Kamut enthalten.

Werden diese Getreidearten und damit das Prolamin verzehrt, löst dies im Darm bei einer genetisch bedingten Unverträglichkeit eine Immunreaktion aus. Fälschlicherweise greift das Immunsystem Gluten an sowie ein Enzym namens Gewebetransglutaminase, das beim Gesunden das Gluten im Darm spaltet. Dadurch kommt es zu einer permanenten Entzündungsreaktion, in deren Folge die Darmzellen und Darmzotten zunehmend mehr geschädigt werden und sich zurückbilden (Atrophie). Die Aufnahme der Nährstoffe über den Darm ins Blut wird dadurch stark beeinträchtigt. Weil sich das Immunsystem nicht nur gegen das mit der Nahrung aufgenommene Gluten wendet, sondern auch gegen das körpereigene Enzym Gewebetransglutaminase, spricht man bei Zöliakie nicht von einer Allergie oder Unverträglichkeit, sondern von einer Autoimmunkrankheit.

Werden bei einer Glutenunverträglichkeit Getreideprodukte verzehrt, äußert sich dies meist durch Durchfall, Blähungen, Verstopfung, Erbrechen, Bauchschmerzen. Durch die Mangelernährung bei bereits geschädigter Darmschleimhaut können die Beschwerden aber vielfältiger sein: Betroffene sind blass und müde, neigen zu Haarausfall, Knochenbrüchen, Nervenkrämpfen und Blutarmut bis hin zu

Fruchtbarkeitsstörungen oder Vitaminmangelerscheinungen. Auch das Darmkrebsrisiko ist bei unerkannten Zöliakiepatienten wesentlich erhöht.

Weil die Beschwerden ziemlich unspezifisch sind und mitunter zeitweise wieder verschwinden können, ist eine Diagnose mitunter schwierig. Oft weisen spezifische Blutproben den richtigen Weg. Zöliakie ist zwar genetisch bedingt, kann aber in jedem Alter auftreten und diagnostiziert werden. Gegenwärtig ist die einzige Hilfe für Zöliakiepatienten eine glutenfreie Nahrung. Mittlerweile sind aber viele Alternativen erhältlich: Traubenkern- und Maniokmehl zum Beispiel enthalten kein Gluten. Auch Mais, Kartoffeln, Kastanien, Reis, Buchweizen, Amaranth und Quinoa sind möglich.

Neben der Glutenintoleranz (Zöliakie) gibt es eine abgeschwächte Form, nämlich die Glutensensibilität. Dabei handelt es sich um keine Allergie und keine Autoimmunkrankheit, sondern um eine Unverträglichkeit von bestimmten Substanzen, vor allem in Weizen, aber auch in anderen Getreidesorten. Werden diese aufgenommen, schütten Immunzellen entzündungsfördernde Substanzen aus. Dabei spielt

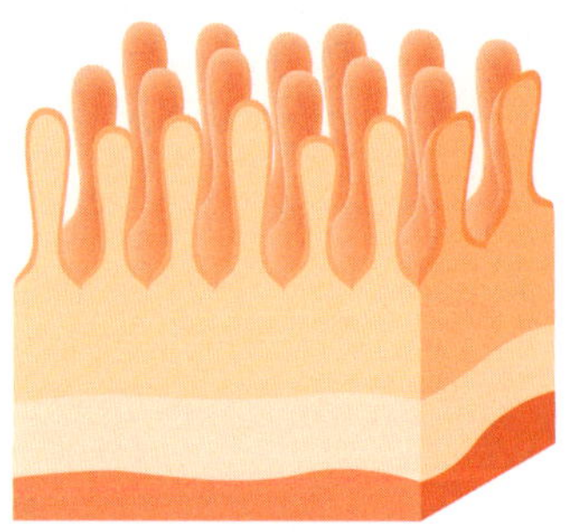

gesunder Darm mit Darmzotten

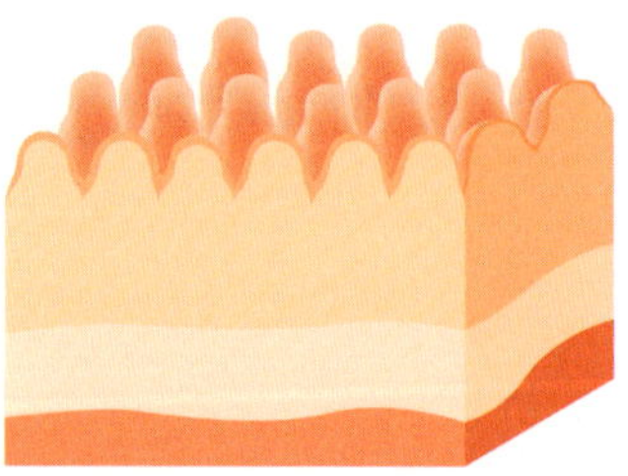

Darm bei Zöliakie mit zurückgebildeten Darmzotten

die Dosis eine Rolle: Je höher die verzehrte Menge, desto stärker die Symptome, die von leichtem Unwohlsein über Bauchschmerzen bis hin zu Magen-Darm-Beschwerden reichen können, allerdings nicht so weitreichend sind wie bei Zöliakie.

Gluten: Wo man zugreifen und wo man aufpassen sollte

Lebensmittel	glutenhaltig	glutenfrei
Getreide, Backwaren, Nudeln	Weizen, Roggen, Gerste, Hafer, Grünkern, Dinkel, Emmer, Einkorn, Tritikale, Kamut und daraus hergestellte Lebensmittel	Amaranth, Buchweizen, Mais, Reis, Hirse, Quinoa, Wildreis, Kichererbsen, Maniokmehl, Kastanien, Traubenkernmehl; glutenfrei gekennzeichnetes Brot, Backwaren und Nudeln
Obst und Gemüse	Glutenzusätze sind möglich bei Konserven mit Aroma- und Konservierungsstoffen, Geschmacksverstärkern, Säuerungsmitteln und bei Lightprodukten; bei mit Süßstoff gesüßtem Tiefkühlobst und Tiefkühlgemüse mit Geschmackszutaten	frisches und unverarbeitetes Obst und Gemüse, Tiefkühlobst und -gemüse ohne weitere Zusätze; Konserven, in denen nur die Frucht, Wasser, Zucker oder Salz angeführt sind

Lebensmittel	glutenhaltig	glutenfrei
Milch und Milchprodukte	Joghurt mit Keksen oder Getreidezusätzen; Glutenzusätze können fettreduzierte und Light-Produkte enthalten, ebenso Produkte mit Müsli-, Kräuter- und Aromazusätzen	Milch und Milchprodukte sowie Käse in der natürlichen Form
Fleisch und Fisch	paniertes Fleisch und Fisch; Glutenzusätze bei Soßen und Würzmitteln möglich	naturbelassen, frisch, ungewürzt
Fette und Öle	Zusätze möglich bei Fetten mit Kräutern oder Gewürzen, bei Halbfett- und Lightprodukten	Butter, Butterschmalz, Öle

Fruktoseintoleranz

Die Fruktoseintoleranz ist eine der häufigsten Nahrungsmittelunverträglichkeiten in Europa. Man unterscheidet die Fruktose-Malabsorption, also eine Aufnahmestörung, von der sehr viel seltener vorkommenden hereditären Fruktoseintoleranz, der Abbaustörung.

Fruktose ist ein Einfachzucker (Monosaccharid), besteht also aus einem einzelnen Zuckermolekül, und kommt natürlicherweise in den meisten Obst- und auch in einigen Gemüsesorten sowie im Honig vor. Sie wird im Dünndarm durch ein Transportprotein mit Namen

GLUT-5 aufgenommen und gelangt somit in den Blutkreislauf. Von dort erreicht die Fruktose die Leber, wo sie mithilfe von Enzymen zu Fett umgebaut wird, das zurück in den Blutkreislauf gelangt oder in Fettdepots gespeichert wird. Als Energieträger dient die Fruktose dem Körper nur begrenzt. Dieser bevorzugt Glukose, weil sie schneller ins Blut und von dort zu den Zellen gelangt.

Durch eine Fehlfunktion der GLUT-5-Transporter im Dünndarm kann die Fruktose aus der Nahrung nicht mehr oder nur in geringen Mengen in den Körper aufgenommen werden. Die Folge ist eine sogenannte intestinale Fruktoseintoleranz bzw. eine Fruktose-Malabsorption, also eine „schlechte Aufnahme von Fruktose". Zu Beschwerden kommt es, weil die Fruktose nicht in den Blutkreislauf, sondern in den Dickdarm gelangt. Dort verstoffwechseln die Bakterien der Darmflora den Fruchtzucker und produzieren dabei Gase: Blähungen und Bauchschmerzen sind die Folge. Auch Durchfall ist möglich, weil die Fruktose den Darmzellen Wasser entzieht und damit den Stuhl aufweicht. Ebenso können Gemütsschwankungen, Gereiztheit und Schlafstörungen auf zu viel Fruchtzucker zurückzuführen sein. Wie wir bereits erfahren haben, kann Fruchtzucker nämlich Tryptophan binden, eine Aminosäure, aus der Serotonin hergestellt wird, das uns ruhiger, gelassener und zufriedener werden und uns ausreichend schlafen lässt. Wird das Tryptophan mit dem Fruchtzucker in den Dickdarm geschleust, kann es im Dünndarm nicht mehr aufgenommen werden, worunter die Serotonin-Produktion leidet (siehe Seite 73).

Während der Fruchtzucker aus Obst und Gemüse normalerweise kaum Probleme macht – auch weil er mit zahlreichen gesunden Ballaststoffen in unsere Verdauungsorgane gelangt –, überfordert das Übermaß: Vielen industriell verarbeiteten Gerichten wird nämlich Fruchtzucker zugesetzt, da er süßer als normaler Haushaltszucker und damit in der Verarbeitung billiger ist. Gerade die Menge an Fruchtzucker, die häufig eingenommen wird, überfordert viele Menschen bzw. ihren Organismus.

Eine Fruktoseintoleranz bzw. Fruktose-Malabsorption ist erworben bzw. entwickelt sich bei einem Übermaß an Fruchtzucker. Kleinere Mengen Fruchtzucker werden normalerweise sehr gut vertragen. Die Intoleranz kann auch nur vorübergehend sein, etwa nach einer Antibiotika-Behandlung oder bei bestimmten Magen-Darm-Infektionen, die die Darmschleimhaut vorübergehend in Mitleidenschaft ziehen.

Das ist hingegen nicht der Fall bei einer angeborenen Intoleranz, der sogenannten hereditären Fruktoseintoleranz. Sie kann durch verschiedene Genveränderungen auftreten und ist vererbbar. In diesen Fällen fehlen dem Körper bestimmte Enzyme in der Leber, mit denen der Fruchtzucker verstoffwechselt wird. Er wird zwar problemlos über den Darm ins Blut und in die Leber aufgenommen, reichert sich dort aber sehr schnell an, was zu schweren Leber- und Nierenschäden führen kann. Eine solche Intoleranz ist sehr selten, bedingt aber eine strikte fruktosefreie Ernährung.

Ähnlich wie bei der Laktoseintoleranz wird die Fruktoseunverträglichkeit über einen Atemtest diagnostiziert. Die Bakterien im Dickdarm bilden beim Fruktoseabbau Wasserstoff und Methan, die in der Atemluft messbar sind. Außerdem kann eine Blutentnahme erfolgen, um eine hereditäre Fruktoseintoleranz zu erkennen und andere Krankheiten auszuschließen.

Die einzige Therapie bei einer Fruchtzuckerunverträglichkeit besteht in einer fruktosearmen oder -freien Ernährung. Dabei muss nicht nur feste Nahrung im Blick behalten werden, sondern auch Getränke und vor allem Fertigprodukte, denen meist viel Fruchtzucker zugesetzt ist. Bedeutet das aber nie mehr Obst? Nein! Es macht sicher Sinn, eine Zeit lang – für zwei bis drei Wochen – alle Lebensmittel zu meiden, die Fruchtzucker enthalten. Danach empfiehlt sich ein Blick auf die Zusammensetzung der Inhaltsstoffe: Wenn im Obst mehr Traubenzucker (Glukose) als Fruchtzucker (Fruktose) enthalten ist, ist es für viele leichter verträglich, denn Glukose fördert die Aufnahme von Fruktose im Dünndarm. Das ist zum Beispiel bei Beeren der Fall, bei Mandarinen, Zwetschgen und Pflaumen oder der Papaya (siehe Tabelle).

Fruchtzucker: Wo man zugreifen und wo man aufpassen sollte

Lebensmittel	fruktosereich	fruktosearm
Obst	Apfel, Birne, Aprikose, Kiwi, Kirsche, Weintraube und Trockenobst	Beeren, Zwetschge, Mandarine, Papaya
Gemüse	In Maßen: Artischocke, Frühlingszwiebel, Kürbis, Karotte, Paprika, Rote Bete, Topinambur, Weißkohl	das meiste Gemüse

Lebensmittel	fruktosereich	fruktosearm
Süßungsmittel	Fruktosesirup, Ahornsirup, Maissirup, High-Fruktosesirup, Süßstoffe wie Sorbit; in Maßen: Haushaltszucker und Honig	Glukose, Malzsirup, Malzzucker
Back- und Süßwaren	Backwaren mit Glasuren, Süßigkeiten mit Zusatz von Fruktose oder Sorbit	Süßwaren ohne Zusatz von Fruktose oder Sorbit, Backwaren ohne Glasuren
Getränke	Limonade, Säfte aus fruktosereichem Obst oder mit Zuckeraustauschstoffen, alkoholische Getränke aus Obst	Wasser, Kaffee, Tee, selbst gemachte Säfte aus geeignetem Obst
Milch und Milchprodukte	Früchtejoghurt, Speiseeis; Zubereitungen mit fruktosereichen Früchten und/oder Zuckeraustauschstoffen	Milch und Milchprodukte ohne Zusatz von Fruktose, von fruktosereichen Früchten oder Sorbit

FODMAP

FODMAP sind die Anfangsbuchstaben des englischen Begriffes „Fermentable Oligosaccharides, Disaccharides, Monosaccharides and Polyols“, was übersetzt „fermentierbare Oligosaccharide, Disaccharide, Monosaccharide und Polyole“ bedeutet. Gemeint sind damit vergärbare Mehrfach-, Zweifach- und Einfachzucker, zu denen Fruktose und Laktose zählen, aber auch Zuckerarten, die in einigen Gemüse- und Getreidearten vorkommen (Fruktane und Galaktane) sowie Alkoholverbindungen, wie es die Süßstoffe Mannit, Sorbit oder Xylit sind.

Das Problem mit den FODMAP ist, dass sie vom Dünndarm, wo normalerweise die Zuckerverdauung stattfindet, nur schlecht aufgenommen werden können. Der Grund dafür sind meistens fehlende Enzyme oder Transporteiweiße. Sie landen deshalb im Dickdarm, wo sie von den reichlich vorhandenen Darmbakterien durch Gärung bzw. Fermentation verstoffwechselt werden. Dabei entstehen, wie wir bereits erfahren haben, für den Körper wichtige Stoffe wie Vitamine oder Fettsäuren. Allerdings entstehen als Nebenprodukt sehr häufig auch Gase, die zu starken Blähungen führen. Zusätzlich entwickeln diese Zuckermoleküle einen sogenannten osmotischen Effekt, das heißt, sie ziehen Flüssigkeit an; und diese Flüssigkeitsansammlungen können zu heftigen Durchfällen führen.

Allerdings reagiert nicht jeder Darm gleich. Für viele sind FODMAP sehr gut verträglich, für einige nur bis zu einer bestimmten Menge und wiederum andere leiden bereits bei sehr kleinen Mengen dieser Zuckerarten. Vor allem bei Menschen mit starken Verdauungsproblemen, wie es bei einer Dünndarmfehlbesiedelung oder beim Reizdarmsyndrom der Fall ist (siehe dazu Seite 143), belasten FODMAP den ohnehin schon gereizten Darm zusätzlich. Eine FODMAP-arme Ernährung hat sich gerade bei solchen Verdauungsbeschwerden als sehr hilfreich erwiesen. So bestätigen einige Studien und die Erfahrungsberichte vieler Patienten, dass sich eine Ernährung arm an FODMAP-Lebensmitteln bei chronischen Darmerkrankungen lindernd oder gar heilend erwiesen hat. Das gilt auch für Patienten, die unter Blähungen und Völlegefühl leiden.

Ohne Grund und ohne ärztliche Abklärung sollte man auf FODMAP aber nicht verzichten. Sie sind nämlich ein wichtiger Bestandteil einer gesunden und ausgewogenen Ernährung. Bei FODMAP-Produkten handelt es sich nämlich zumeist um sehr ballaststoffreiche Lebensmittel – auch Präbiotika zählen dazu –, die für unsere Darmbakterien eine wichtige Nahrung sind. Sie generell vom Speiseplan zu streichen, nur weil man hin und wieder unter Blähungen, Darmwinden oder weicherem Stuhl leidet, ist keinesfalls angeraten. Bevor man also auf Bohnen, Erbsen, Blumenkohl, Frühlingszwiebel, Knoblauch, Kürbis, Weißkohl, Spargel oder Äpfel, Aprikosen, Avocado, Birnen, Kirschen, Nektarinen oder Couscous, Dinkel, Hartweizengrieß, Roggen, Weizen oder Milchprodukte sowie sämtliche Zuckeraustauschstoffe – Sie sehen, die FODMAP-Liste ist bunt und lang – verzichtet, sollte man sich bei einem Arzt oder Ernährungsberater informieren. Besteht tatsächlich der Verdacht auf eine FODMAP-Unverträglichkeit, muss die betreffende Lebensmittelgruppe nach dem Ausschlussverfahren erst identifiziert werden, denn eine Unverträglichkeit betrifft selten alle Lebensmittel mit diesen Stoffen.

FODMAP: Wo man zugreifen und wo man aufpassen sollte

Lebensmittel	FODMAP-reich	FODMAP-arm
Gemüse	Artischocke, Blumenkohl, Kidney-Bohnen, Chicorée, Erbsen, grüne Paprika, Knoblauch, Lauch, Pilze, Rote Bete, Sellerie, Sojabohnen, Spargel, Spalt-Erbsen, Weißkohl, Wirsing, Zuckerschote, Zwiebel	Aubergine, Bohnensprossen, Brokkoli, Kürbis, Fenchel, grüne Bohnen, Gurke, Ingwer, Kartoffeln, Lauchblätter, Möhren, Oliven, Petersilie, Radieschen, Rosenkohl, rote Paprika, Rotkohl, Salat, Schnittlauch, Sellerie, Spinat, Tomate, Zucchini
Früchte/Obst	Apfel, Aprikose, Birne, Brombeere, Johannisbeere, Kirsche, Litschi, Mango, Nektarine, Obstkonserven, Pfirsich, Pflaume, verarbeitetes Obst, Wassermelone	Ananas, Banane, Beeren (Blau-, Erd-, Heidel-, Him- und Preiselbeere), Kiwi, Mandarine, Melone, Papaya, Passionsfrucht, Rhabarber, Traube, Zitrone
Getreide/ Getreideprodukte	Couscous, Dinkel, Eiernudeln, Gerste (große Mengen), Grieß, Paniermehl, Hartweizengrieß, Roggen, Weizen/alle Weizen-Produkte	Amaranth, Reis, Hafer, Buchweizen, Hirse, Mais, Polenta, Quinoa, weizenfreie oder glutenfreie Brote/ Getreide/Nudeln/ Kekse

Lebensmittel	FODMAP-reich	FODMAP-arm
Milchprodukte	Buttermilch, cremige Suppen mit Milch, Frischkäse, Joghurt, Kondensmilch, Milch, Reisgetränk, Sahne, Sauerrahm, Schokolade, Soßen mit Milch und Sahne, Vanillesoße, Weichkäse	Butter, Hartkäse, Brie, Camembert, Feta, Hüttenkäse, Mozzarella, Hafer-, Hanf-, Haselnuss-, Kokos-, Mandel-, Sojagetränk, laktosefreie Milchprodukte, Parmesan, Tempeh, Tofu
Nüsse	Cashewnuss, Pistazien	Hasel- und Walnuss in kleinen Portionen, Kürbiskerne, Erdnuss, Macadamianuss
Alkohol	Rum	Bier, Gin, Wein, Wodka
Gewürze/ Kräuter	Agavensaft/-sirup, Chutneys, Gelees, HFCS (High Fructose Corn Sirup), Honig, Knoblauch, künstliche Süßungsmittel Sorbit, Mannit, Isomalt, Xylit, Marmeladen (je nach Frucht), Melasse, Zwiebel	Ahornsirup ohne HFCS, Essig, Knoblauchöl, Leinsamen, Mayonnaise, Oliven und Olivenöl, Paprikapulver, Pfeffer, Salz, Schnittlauch, Senf, Basilikum, Chili, Ingwer, Koriander, Majoran, Minze, Origano, Petersilie, Rosmarin, Thymian, Zitronengras
Zucker/ Zuckeraustauschstoffe	Fruktose, Inulin, Isomalt, Maltitol, Mannit, Sorbitol, Vollmilchschokolade, Xylitol, zuckerfreie Bonbons	Glukose, Ahornsirup, Erdnussbutter, Sacharin, Stevia, Sucralose, Zucker

Kohlenhydratunverträglichkeit

Von einer Kohlenhydratintoleranz spricht man, wenn Symptome nach dem Verzehr von Lebensmitteln auftreten, die möglicherweise schwer verdauliche Kohlenhydrate wie Zucker, Stärke oder Ballaststoffe enthalten. Dazu zählen die bereits genannten Zuckerarten Laktose und Fruktose, aber auch der Zuckeraustauschstoff Sorbit, der vielen Süßungsmitteln und verarbeiteten Lebensmitteln zugesetzt ist, ebenso Birkenzucker sowie andere stärkehaltige und ballaststoffreiche Nahrungsmittel. Die schwer verdaulichen Bestandteile können in Milchprodukten, Obst und Gemüse, aber auch in Teig- und Backwaren sowie Süßspeisen enthalten sein.

Die Symptome reichen von Blähungen und Bauchschmerzen bis zu Übelkeit und Durchfall. Sie entstehen, weil die entsprechenden Moleküle im Dünndarm nicht richtig aufgenommen werden und somit in den Dickdarm gelangen. Dort werden sie von den Bakterien zersetzt und vergärt, was zu den Beschwerden führt. Bei Reizdarmpatienten ist fast immer eine Kohlenhydratunverträglichkeit mit im Spiel.

Wie so oft bei Bauch- und Darmbeschwerden erfolgt die erste „Therapie" im Selbstversuch: Auf Verdacht und oft über viele Jahre wird auf verschiedene Lebensmittel verzichtet, ohne genau zu wissen, ob tatsächlich eine Unverträglichkeit vorliegt und wenn ja auf was. Ein solcher Verzicht beeinträchtigt aber nicht nur die Lebensqualität erheblich, sondern kann auch zu Nährstoffmängeln führen. Um diese Problematik wissend, haben Ärzte der Medizinischen Universitäten Graz und Wien nun eine App namens *CarboCeption* entwickelt. Um eine Intoleranz nachzuweisen, sind nämlich wiederholte Symptommessungen nach dem Essen oder Trinken eines „verdächtigen"

Nahrungsmittels erforderlich. Die App unterstützt Betroffene dabei, solche Symptome zu messen und aufzuzeichnen sowie Intoleranzen leichter zu erkennen. Auf diese Weise können ursächliche Lebensmittel identifiziert werden, ohne auf Nahrungsmittel zu verzichten, die gar keine Beschwerden verursachen. Der Vorteil liegt darin, dass die App jederzeit im Alltag, zu Hause oder am Arbeitsplatz, eingesetzt werden kann, ohne dass eine mehrstündige Laboruntersuchung oder ein Atemtest notwendig ist. Die Entwickler empfehlen sie folglich all jenen, bei denen der Arzt aufgrund der Beschwerden zu einem Test auf bestimmte Intoleranzen rät. Sie hilft auch dabei herauszufinden, ob Symptome erst ab einer bestimmten Menge auftreten, bis dahin also gut vertragen werden.

↘ MEDIKAMENTE

Sie nahmen vielen Krankheiten den Schrecken und retteten Millionen Menschen das Leben: Antibiotika waren die Wunderwaffen der Medizin im vergangenen Jahrhundert. Doch sie sind nicht nur ein Segen. Abgesehen davon, dass viele Bakterien auch aufgrund der unsachgemäßen Anwendung dieser Medikamente resistent gegen sie geworden sind, schädigen Antibiotika das Darmmikrobiom. Mittlerweile wissen wir, dass das ebenso für andere Medikamente gilt. Allerdings wissen wir auch, dass unser Darmmikrobiom die Wirksamkeit aller Arzneimittel entscheidend mitbeeinflusst.

Antibiotika: Kein Segen ohne Fluch

Am besten und am längsten erforscht ist derzeit die Wirkung von Antibiotika auf die Darmbakterien. Antibiotika ist der Sammelbegriff für bestimmte Stoffwechselprodukte von Pilzen oder Bakterien, die heute großteils synthetisch hergestellt werden. Sie reduzieren das Wachstum von Bakterien, werden also gegen bakterielle Infektionen eingesetzt. Antibiotika zerstören entweder die Zellwände dieser Bakterien, die damit absterben, oder hindern sie daran, sich zu vermehren. Damit wird das Immunsystem wieder Herr der Lage und macht die verbliebenen Erreger unschädlich. Auf diese Weise werden Lungenentzündungen, Blasenentzündungen oder Mandelentzündungen geheilt oder Wundinfektionen, zum Beispiel nach großen Operationen, vorgebeugt. Wirkungslos sind Antibiotika gegen Viren. Bei Erkältung oder Grippe helfen diese Medikamente also nicht, sie schädigen lediglich unsere Bakterienwelt im Darm.

Denn Antibiotika haben einen großen Nachteil: Sie unterscheiden nicht zwischen guten und bösen Bakterien. Sie rücken also nicht nur dem krankmachenden Bakterium zu Leibe, dessentwegen sie eingenommen werden, sondern walzen in unserem Darmmikrobiom alles nieder, das sich dort tummelt. Es wird zwar nicht jedem Mikroorganismus der Garaus gemacht, aber das Gleichgewicht der Darmbakterien derart gestört, dass krankmachende Bakterien, die ansonsten im Zusammenspiel aller Darmbakterien recht gut in Schach gehalten werden, überhandnehmen. Dysbiose! Dafür reicht bereits eine einwöchige Antibiotika-Einnahme.

Die Folgen eines aus dem Gleichgewicht geratenen Darmmikrobioms können weitreichend sein. Die Verdauung der Nährstoffe und ihre Aufnahme in den Organismus ist gestört. Außerdem wird die Darmwand geschädigt und damit durchlässig für Bakterien, die in den Blutkreislauf gelangen und Entzündungen hervorrufen können. Besonders gefährlich kann es werden, wenn eine Infektion mit dem

Bakterium Clostridium difficile auftritt. Durch das Antibiotikum kann sich das ansonsten gut in Schach gehaltene Bakterium im Darm unkontrolliert vermehren und mit den Giftstoffen, die es produziert, die Darmwände angreifen. Blutige Durchfälle können die Folge sein, mitunter lebensgefährlich wird es, wenn die Darmwand löchrig wird und das Bakterium in den Kreislauf gerät. Durch die Antibiotika-Kur wird auch die Bakterienwelt in anderen Körperteilen in Mitleidenschaft gezogen: Bei Frauen ist ein Scheidenpilz recht häufig, weil die Scheidenflora aus dem Gleichgewicht gerät.

DIE ZUFALLSENTDECKUNG

1928 entdeckte der schottische Bakteriologe Sir Alexander Fleming den Schimmelpilz Penicillium notatum, der seine Bakterienkulturen verseuchte. Bevor er die verdorbene Bakterienkultur entsorgte, bemerkte er eher zufällig, dass rund um den Pilz die Bakterien verschwanden. Weitere Untersuchungen führten schließlich zum ersten Antibiotikum Penicillin. 1945 erhielt Sir Fleming als einer der Entdecker dieses Antibiotikums den Nobelpreis.

Mittlerweile weiß die Forschung, dass vor allem die sogenannten Breitband-Antibiotika diese Auswirkungen haben. Weil sie gegen mehrere Bakterienarten wirken, werden sie zu häufig verschrieben. Viel besser wäre es, wenn Breitband-Antibiotika nur in der ersten Phase der akuten Infektion eingenommen werden, bis der Erreger durch eine Laboruntersuchung festgestellt ist und mit einem spezifischen Medikament behandelt werden kann.

Resistent gegen die Chemiekeule

Antibiotika wirken meist sehr schnell – und werden deshalb häufig in Eigenregie verfrüht abgesetzt. Mit den Symptomen sind aber längst nicht alle Erreger verschwunden. Schlimmstenfalls können die verbliebenen Krankmacher wieder aufflammen. Widerstandsfähige Bakterien können einen nicht ausreichenden Medikamenten-Angriff auch überleben und gegen das betreffende Medikament Resistenzen entwickeln, also unempfindlich dagegen werden. Da Schleimhäute und Darmflora durch das Antibiotikum bereits geschädigt sind, finden die resistenten Bakterien dort einen idealen Nährboden, um sich weiter zu verbreiten.

Die Entwicklung solcher Antibiotika-Resistenzen ist weltweit gesehen durchaus bedenklich. Für viele bakterielle Infektionen stehen bereits keine wirksamen Antibiotika mehr zur Verfügung. Das ist natürlich nicht nur der mangelnden Einnahme-Disziplin der Patienten zuzuschreiben, sondern auch dem zu sorglosen und falschen Umgang in der Vergangenheit und teilweise heute noch. Ein dritter Grund ist der massive Einsatz in der Tierzucht und die folgende Übertragung resistenter Keime über Lebensmittel tierischen Ursprungs – Fleisch und Milch beispielsweise – auf den Menschen. Die Weltgesundheitsorganisation (WHO) warnte bereits vor einem „postantibiotischen Zeitalter“; im 21. Jahrhundert könnten verbreitete Infekte und harmlose Verletzungen wieder tödlich sein – eben weil die Erreger auf Medikamente nicht mehr ansprechen. Deshalb müssen Antibiotika immer nach Anweisung des Arztes eingenommen werden: in der täglichen Dosis und für die gesamte vorgeschriebene Einnahmedauer. Nur dann sorgt ein gleichbleibender Wirkstoffspiegel im Blut dafür, dass die krankmachenden Bakterien auch wirklich eliminiert werden.

Die gute Nachricht: Nicht alle guten Darmbakterien sterben durch Antibiotika aus. Einige ziehen sich nur so lange zurück, bis die Attacke aus der Chemie-Fabrik abklingt, und bauen sich dann langsam wieder auf. Bis sich das Darmmikrobiom aber vollständig von einer sogar nur kurzen Antibiotika-Behandlung erholt, vergeht gut und gerne ein halbes Jahr.

Unterstützen kann man seine Darmbakterien zum Beispiel durch die Einnahme lebender Bakterienkulturen in Form von antibiotikaresistenten Probiotika. Milchsaure Nahrungsmittel wie Sauerkraut oder Joghurt sind eine – oft nicht ausreichende – Möglichkeit, entsprechende Präparate aus der Apotheke eine besser wirksamere Alternative. Am besten nimmt man sie bereits während der Antibiotika-Behandlung ein und setzt die Kur für mindestens drei Wochen fort. Die Fachwelt streitet sich nämlich noch, wann Probiotika am wirkungsvollsten sind. Die einen haben herausgefunden, dass die gleichzeitige Einnahme von Antibiotikum und Probiotika das Risiko, eine Infektion mit *Clostridien difficile* zu entwickeln, deutlich sinkt. Andere Forscher hingegen wollen die Bestätigung dafür haben, dass das Antibiotikum nicht nur den bereits im Darm befindlichen Bakterien zusetzt, sondern auch den zugeführten, das Probiotikum also wirkungslos bleibt und es folglich erst nach der Antibiotika-Behandlung eingenommen werden sollte.

Langzeitmedikamente mit Langzeitfolgen

Was für Antibiotika gilt und schon länger bekannt ist, muss mittlerweile auf andere Medikamente ausgedehnt werden: Auch sie schädigen das Darmmikrobiom. Das gilt für viele Langzeitmedikamente wie etwa die Antibabypille, aber ebenso Blutdruck-, Blutzucker- und Cholesterinsenker, Antihistaminika oder die Protonenpumpenhemmer bzw. Magensäureblocker. Laut Schätzungen dürfte sich jedes vierte Medikament auf das Darmmikrobiom auswirken, dort die Vielfalt der Darmbakterien reduzieren und eine Verschiebung hin zu den krankmachenden Erregern bewirken. Mit den bekannten Folgen auf die Darmbarriere, die Verdauungstätigkeit und das Immunsystem. Zum Schutz unserer Darmbakterien muss die Devise in Sachen Medikamente also lauten: so viel wie nötig, so wenig wie möglich.

Über Wirkung und Nebenwirkung entscheidet der Darm

Wenn es um die Auswirkungen von Medikamenten auf die Darmbakterien geht, darf auch der umgekehrte Fall nicht vernachlässigt werden, nämlich die Auswirkungen der Darmbakterien auf die Medikamente. Denn die Forschung hat in den vergangenen Jahren noch etwas ans Tageslicht gebracht: Die Wirkung von Medikamenten wird entscheidend von den Mikroorganismen in unseren Verdauungsorganen mitbeeinflusst. Oder mit anderen Worten: Ob ein Medikament wirkt oder nicht, entscheiden unsere Darmbakterien. Das dürfte – neben den Genen – ein Grund sein, warum manche Arzneien beim einen besser wirken und beim anderen wirkungslos bleiben. Das Mikrobiom ist bekanntlich individuell wie ein Fingerabdruck, kein Darmmikrobiom gleicht dem anderen.

Medikamente, die man oral einnimmt, müssen über den Darm in den Blutkreislauf aufgenommen werden. Um wirksam werden zu können, müssen die Arzneimittel teilweise von Enzymen in der Leber, aber auch von Darmkeimen verstoffwechselt werden. Dabei hat sich gezeigt, dass manche Medikamente von Darmbakterien förmlich „aufgefressen" werden, wodurch von ihrer Wirkung praktisch nichts mehr übrigbleibt. Dabei sind einige Bakterienarten durchaus eifriger am Werk als andere, was die unterschiedliche Wirkweise der Medikamente bei verschiedenen Patienten erklärt. So fand man bei Untersuchungen heraus, dass beispielsweise der Bakterienstamm Eggerthella lenta das Herzmedikament Digoxin inaktivieren kann. Der chemische Wirkstoff wird von diesen Bakterien derart verändert, dass er am Herzmuskel nicht mehr wirken kann. Patienten, die diesen Bakterienstamm in ihrem Mikrobiom haben, müssten also eine sehr viel höhere Dosierung des Medikamentes erhalten, was allerdings häufig derartige Nebenwirkungen hat (unter anderem Vergiftungen), dass auf ein anderes Präparat umgestiegen werden muss. Bekannt ist mittlerweile auch, dass bestimmte Darmbakterien Irinotecan, ein Chemotherapeutikum, das bei Darmkrebs eingesetzt wird, bearbeiten und in ein Zellgift umwandeln, das auf die Schleimhäute des Darms wirkt und heftige Durchfälle verursacht.

Mit dem Wissen, dass Darmbakterien sowohl über Wirkung als auch über Nebenwirkungen von Medikamenten entscheiden, müsste es also naheliegen, dass vor einer Medikamentengabe das Mikrobiom eines jeden Patienten analysiert wird, um eine personalisierte Therapie zu ermöglichen. Die Forschung und die Medizin haben in diesem Bereich sicherlich noch einiges zu tun.

KRANK SEIN UND GESUND WERDEN:

Darmerkrankungen und Beschwerden, die vom Darm ausgehen

↘ WENN ES IM BAUCH SCHMERZT

Dass es um die Körpermitte zieht, drückt oder zwickt, kennt wohl jeder. Völlegefühl, Blähungen, Darmwinde oder Sodbrennen sind vielen vertraut. Oft treten derartige Beschwerden nach einer zu üppigen oder zu hastigen Mahlzeit auf, vergehen bald wieder und sind deshalb nicht weiter besorgniserregend. Auch typische Viruserkrankungen wie die Bauchgrippe treffen jeden Menschen hin und wieder, mehr oder weniger stark.

Für viele gehören Unwohlsein, Grummeln und Schmerzen um die Mitte aber zum Alltag: Immerhin jeder Fünfte leidet regelmäßig unter Bauchschmerzen. Frauen sind häufiger betroffen als Männer, und bei Jugendlichen ist es nach Kopfweh der zweithäufigste Schmerz. Die Ursachen für diese Schmerzen können vielfältig sein, praktisch kommt jedes Organ im Bauchraum dafür in Frage, und davon gibt es einige – vom Magen über Leber, Galle und Nieren bis hin zum Darm. Auch die monatlichen Regelschmerzen der Frau – ausgehend von der Gebärmutter – konzentrieren sich auf die Körpermitte. Sogar ein Herzinfarkt äußert sich in einigen Fällen mitunter durch Bauchschmerzen. Andererseits verursacht eine andere schwere Erkrankung, nämlich der Darmkrebs, lange Zeit keine Beschwerden, verläuft also weitgehend schmerzfrei.

Seelische Belastungen schlagen auf den Bauch

All das macht die Einschätzung und Beurteilung von Problemen im Bauchbereich nicht leichter. Dazu kommt, dass Bauchweh oft auch seelische Ursachen hat: Stress, Ärger und Ängste schlagen häufig auf den Magen. Das sollte vor allem bei Kindern nicht unterschätzt werden. In immerhin sieben von zehn Fällen von Bauchschmerzen bei Kindern stecken keine organischen Ursachen dahinter, sondern seelische Belastungen, von Schulstress über Ängste und Sorgen bis hin zu Problemen daheim. Kinder tun sich schwer damit, Dinge auszudrücken, die sie belasten. Durch die bereits in der Kindheit sehr ausgeprägte Darm-Gehirn-Achse schlagen seelische und emotionale Beschwerden häufig auf den Bauch. Die Herausforderung für Eltern ist es deshalb, auf solche Situationen mit Verständnis zu reagieren, die Beschwerden richtig einzuschätzen und sich möglicherweise auch psychologischen Rat zu holen.

Ganz allgemein kann man sagen, dass Schmerzen, die kommen und wieder vergehen, die sich nicht an einer bestimmten Stelle im Bauchbereich lokalisieren lassen und die einen nachts nicht aus dem Schlaf reißen, zumeist unbedenklich sind, also keine bedrohliche Krankheit dahintersteckt. In diesen Fällen sind es meistens Stress, Kummer oder Sorgen, übermäßiges oder unregelmäßiges Essen, eine Nahrungsmittelunverträglichkeit oder ein Jetlag nach einer Flugreise durch mehrere Zeitzonen, die sprichwörtlich auf den Magen schlagen.

Bauchschmerzen: Was es sein kann

Vergehen die Schmerzen aber nach einigen Stunden nicht wieder und lassen sich an immer derselben Stelle festmachen, dann könnte eine organische Ursache dafür verantwortlich sein.

Kann man die Schmerzen im linken Oberbauch festmachen, kommen als „Verursacher“ die dort liegenden Organe in Frage: Magen, Bauchspeicheldrüse und Milz. Mögliche Krankheitsbilder sind eine Magenschleimhautentzündung (Gastritis), die sich neben Schmerzen

RECHTS	MITTIG	LINKS
Galle (Gallensteine, Gallenkolik) **Leber** (Leberentzündung)	**Speiseröhre** (Sodbrennen) **Magen** (Sodbrennen, Gastritis)	**Magen** (Gastritis, Magengeschwür) **Bauchspeicheldrüse** (Pankreatitis) **Milz** (Vergrößerung)
Niere (Nierensteine, Nierenbecken-entzündung)	**Magen** (Reizmagen, häufig mit Reizdarm, Magengeschwür) **Bauchspeicheldrüse** (Pankreatitis)	**Darm** (Divertikulitis) **Niere** (Nierensteine)
Blinddarm (Entzündung)	**Blase** (Blasenentzündung) **Darm** (Morbus Crohn, Colitis ulcerosa) **Geschlechtsorgane** (Menstruation, Endometriose)	**Darm** (Divertikulitis)

im Oberbauch häufig durch Völlegefühl, Übelkeit, Erbrechen und Sodbrennen äußert (siehe Seite 148). Bei einem Magengeschwür treten die Schmerzen im Oberbauch häufig nach den Mahlzeiten auf und lassen dann wieder nach. Auch Probleme mit der Milz (eine Vergrößerung, ein Riss oder ein Infarkt dieses Organs) können die Schmerzen dort auslösen. Weil Schmerzen im linken Oberbauch auch vom Herzen ausgehen können, sollte man auf der Hut sein. Gesellen sich noch Schwindel, Kreislaufbeschwerden, Atemnot oder Schweißausbrüche hinzu, ist es dringend angeraten, einen Arzt zurate zu ziehen oder den Notarzt zu rufen.

Schmerzen im rechten Oberbauch rühren hingegen häufig von Leber und Galle, während im mittleren Bauchbereich meistens Probleme im Magen dahinterstecken, wie Sodbrennen oder eine Gastritis. Ein

Reizmagen äußert sich im mittleren Bauchbereich durch krampfartige Schmerzen, die unabhängig von den Mahlzeiten auftreten. Dazu kommen noch Völlegefühl, Appetitlosigkeit, Übelkeit und Sodbrennen. Häufig tritt ein Reizmagen gemeinsam mit einem Reizdarm auf, die Ursachenfindung gestaltet sich schwierig (siehe Seite 185).

Wenn es im unteren Bauchbereich drückt und schmerzt, liegt dem meist ein Problem des Darms zugrunde. Das kann eine Blinddarmentzündung sein, eine chronische entzündliche Darmerkrankung wie Colitis ulcerosa oder Morbus Crohn (siehe Seite 176), eine Blasen- oder Prostataentzündung, Nierenkoliken oder ein gynäkologisches Problem wie Endometriose oder eine Eileiterentzündung.

Auch die Schmerzen im gesamten Bauch gibt es, die sich nicht leicht lokalisieren lassen oder diffus auf den gesamten Bauch ausstrahlen. Stress, eine Magen-Darm-Infektion oder eine Nahrungsmittelunverträglichkeit sollten in diesem Fall in Betracht gezogen werden.

Puzzlearbeit bei der Diagnosefindung

Das alles klingt zugegebenermaßen ziemlich bedrohlich, was es glücklicherweise nicht immer ist, wenn es im Bauch zieht und drückt. Meist helfen dann eine Wärmflasche, die die Muskulatur des Magens und des Darms wohltuend entspannt, oder ein schmerzlindernder Tee mit Süßholzwurzel, Fenchel, Pfefferminze und/oder Kamille. Auch Entspannung und Ruhe entkrampfen häufig die Bauch- und Darmregion und Schmerzen verschwinden ohne Arzt und Medikamente. Ist dies aber nicht der Fall, ist ein Besuch beim Haus- und Facharzt dringend angeraten. Leider ist die Ursachenfindung oftmals eine schwierige Spurensuche, die dem Finden der Nadel im Heuhaufen gleicht. Wesentlich sind ein ausführliches Arzt-Patienten-Gespräch und ein gutes Zuhören durch den Arzt. Viele Probleme können bereits da zugeordnet und Untersuchungen stark eingeschränkt werden. Über eine Blutuntersuchung können durch das Erheben bestimmter Werte – Calprotectin und Zanulin – Rückschlüsse auf Entzündungen gezogen werden. Stuhl kann auf Parasiten und Pilze geprüft werden, ebenso lässt sich die Darmflora heute im Detail untersuchen. Schließlich kann mittels Ultraschall und Gastroskopie sowie Koloskopie ins Körperinnere geblickt werden.

Es ist in der Tat eine Puzzlearbeit, wobei bei jeder Untersuchung nach dem Ausschlussprinzip vorgegangen wird. Die gute Nachricht: Ist die Ursache des Problems erst identifiziert, lassen sich die Schmerzen in den meisten Fällen gut und mitunter auch durch Hausmittel behandeln.

↘ GASTRITIS

In unserem Körper wird nichts dem Zufall überlassen, auch nicht im Magen. Dort sind, wie wir bereits gehört haben, ätzende Säuren am Werk, die den Nahrungsbrei, der vom Mund über die Speiseröhre in das Hohlorgan gelangt, zersetzt und bereit für die eigentliche Verdauungsarbeit im Darm macht. Die Säure ist derart aggressiv, dass sie auch dem Magen selbst gefährlich werden könnte: Damit sie die Magenwände nicht mit „verdaut", ist der gesamte Magen von einer Schleimhaut ausgekleidet. Spezielle Zellen in dieser Schleimhaut produzieren kontinuierlich Schleim, der die Schleimhaut wie ein Film überzieht und damit die darunterliegende Bindegewebs- und

Muskelschicht vor der Magensäure, den aggressiven Verdauungssäften und anderen schädigenden Einflüssen bewahrt.

Verschiedene Faktoren und Umstände können allerdings dazu führen, dass die Schleimhautschicht geschädigt und gereizt oder zu viel Magensäure gebildet wird. Dann entsteht eine Magenschleimhautentzündung, die von Medizinern auch Gastritis genannt wird.

Akute und chronische Gastritis

Eine solche kann plötzlich auftreten und ebenso rasch wieder abheilen, mitunter auch ohne Behandlung (akute Gastritis) oder aber schleichend verlaufen und dauerhaft bestehen (chronische Gastritis). Eine akute Magenschleimhautentzündung kann unter Umständen chronisch werden. Die Ursachen können dabei durchaus ähnlich sein. Eine akute Gastritis entsteht durch den häufigen Genuss reizender Lebensmittel, wie es zum Beispiel Kaffee, Alkohol oder zu scharf gewürztes oder zu salziges Essen ist. Auch übergroße Mahlzeiten, Infektionen durch Bakterien, Viren oder Pilze, Stress und die häufige Einnahme von Schmerzmitteln können die Magenschleimhaut entzünden.

Eine chronische Entzündung hat ähnliche Ursachen. Die häufigste Ursache ist dabei die Infektion mit einem Bakterium namens Helicobacter pylori. Während andere Keime die aggressive Magensäure nicht überleben, hat dieses Bakterium eine Überlebensstrategie entwickelt: Mithilfe eines Enzyms schafft sich Helicobacter pylori ein säurefreies Umfeld und nistet sich in der Magenschleimhaut ein. Man geht davon aus, dass jeder Zweite das Bakterium in sich trägt, die Mehrheit zeitlebens aber nichts davon spürt. Bei einigen kommt

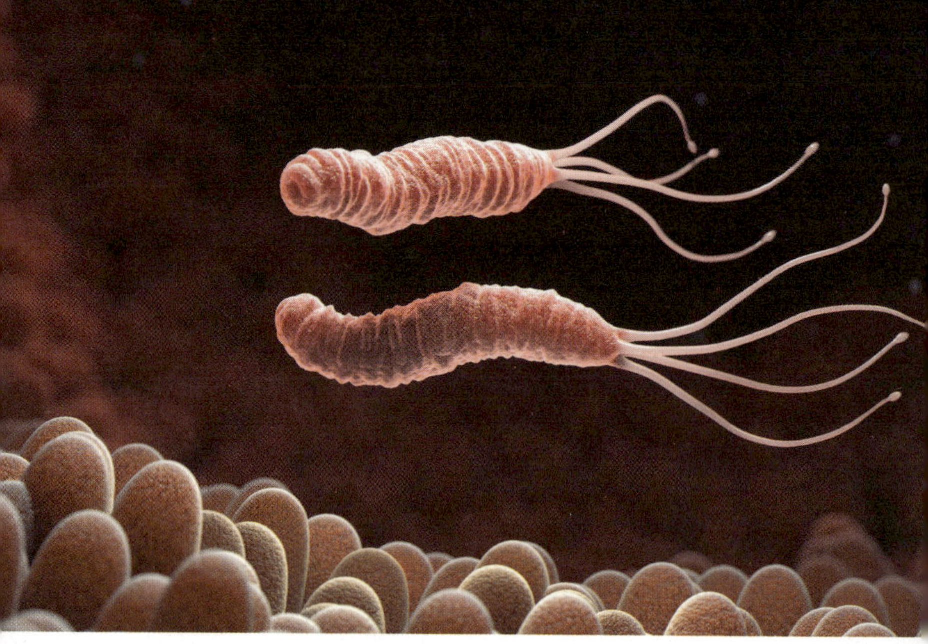

Dieser Mitbewohner kann ungemütlich werden: Helicobacter pylori.

es jedoch zu Entzündungen in der Magenschleimhaut bis hin zu Geschwüren, die zu den wahrnehmbaren Beschwerden führen. Übrigens: Helicobacter pylori gehört zu den ältesten Bakterien, die jemals nachgewiesen wurden. Sogar die rund 5300 alte Gletschermumie Ötzi trug den Keim in sich.

Zu einer chronischen Entzündung der Magenschleimhaut kann auch die Langzeiteinnahme von Medikamenten wie Schmerzmitteln oder Antirheumatika führen. Man spricht in diesem Fall von einer chemisch-toxischen Gastritis.

Sehr viel seltener ist eine Form, die auf einem Fehler im körpereigenen Abwehrsystem beruht (Autoimmunkrankheit). Dabei bildet der Körper fälschlicherweise Abwehrzellen gegen bestimmte Zellen (Belegzellen) in der Magenschleimhaut, die Magensäure bilden. Diese Zellen gehen allmählich zugrunde, wodurch im Magen weniger Säure gebildet wird. Weil diese aber zur Verdauung und zur Abwehr von Krankheitserregern gebraucht wird, schüttet der Körper vermehrt ein Hormon namens Gastrin aus, das die Säureproduktion in Magen und Darm stimuliert. Dieses wiederum reizt die Schleimhaut – ein Teufelskreis. Außerdem stellen die geschädigten Belegzellen normalerweise den Instrinsic-Faktor her, der, wie wir bereits erfahren haben, für die Aufnahme des wichtigen Vitamins B12 verantwortlich ist. Eine weitere Folge dieser Gastritis ist deshalb ein Vitamin-B12-Mangel, der eine spezielle Form der Blutarmut auslösen kann. Glücklicherweise tritt diese Form der Gastritis aber äußert selten auf.

Schmerzen, Übelkeit, Mundgeruch

Die Symptome sind bei einer Gastritis, unabhängig davon, ob es sich um eine akute oder chronische Form handelt, ähnlich, wobei sie bei der akuten Gastritis plötzlich und heftig auftreten, während sie bei der chronischen Form oft unspezifisch verlaufen, was eine Diagnose nicht leichter macht. Starke Schmerzen im Oberbauch, Völlegefühl, Blähungen, Druckgefühl, Appetitlosigkeit, Übelkeit, Sodbrennen, Mundgeruch und ein unangenehmer Geschmack im Mund können auf eine Gastritis hinweisen. Weil der Magen überreizt ist, kommt es häufig auch zu Durchfall, praktisch nie zu einer Verstopfung.

Allein aufgrund der Beschwerden kann der Arzt bereits auf eine Gastritis schließen. Abgesichert wird die Diagnose durch eine Magenspiegelung, die Gastroskopie (siehe Seite 213). Anhand von Gewebeproben können die Entzündung und auch Erreger wie der Helicobacter pylori identifiziert werden. Auch Blutuntersuchungen können zur Diagnosefindung hilfreich sein.

Behandelt wird eine Gastritis häufig mit sogenannten Säureblockern, die die Säureproduktion im Magen reduzieren und eine Ausheilung der Magenschleimhaut begünstigen. Gegen Helicobacter pylori gibt es eine spezielle Therapie mit einer Kombination verschiedener Medikamente (Antibiotika und Säureblocker).

Zur Ausheilung einer Magenschleimhautentzündung empfiehlt sich auch eine Ernährungsanpassung …

- **Auf Magensäurebildner verzichten:** Salz, Pfeffer, Chili, Peperoni meiden; nichts Geräuchertes, Fettes, Gebratenes und Süßes
- **Zusätzliche Reizung vermeiden:** Verzicht auf Kaffee, Alkohol und Nikotin
- **Schonkost:** leicht verdauliche Lebensmittel wie gekochte Speisen (auf Rohkost verzichten), Haferflocken, leichte Vollkornprodukte, Zwieback, geriebene Äpfel (säurearm), weißer Reis, Kartoffelbrei, Karottensuppe, Geflügelfleisch und fettarmer Fisch
- **Entzündungshemmer:** Gewürze wie Ingwer, Kurkuma und Kardamom
- **Nicht zu viel:** mehrere kleine Portionen über den Tag verteilt essen, langsam und gründlich kauen
- **Ausreichend trinken:** Wasser oder Kräutertees mit Salbei, Kamille und Pfefferminze, die antientzündlich wirken, sowie Malve und Eibisch, die schleimhaltig sind. Aufpassen mit Milch: Es hilft dem Körper zunächst zwar, Säure zu binden, regt danach aber die Säureproduktion wieder an.

Von der Gastritis zum Magengeschwür

Besteht eine Magenschleimhautentzündung über längere Zeit, kann sich daraus ein Magengeschwür (Ulcus ventriculi) entwickeln. Dabei liegt ein tiefergehender Gewebedefekt in der Magenschleimhaut vor. Die Wunde reicht bis in tiefere Schleimhautschichten und durchbricht häufig die Muskelschicht des Magens. Ein Magengeschwür tritt vor allem im unteren Teil des Magens auf und weitet sich oft auf den Zwölffingerdarm, den ersten Teil des Dünndarmes, aus.

Die Ursachen eines Geschwürs sind entsprechend ähnlich wie bei der Magenschleimhautentzündung, wobei eine lang andauernde Medikamenteneinnahme ebenso genannt werden muss, wie die Infektion mit dem Helicobacter pylori. Auch ein Magengeschwür äußert sich vor allem in brennenden oder drückenden Schmerzen im Oberbauch, die in Richtung Unterbauch ausstrahlen können. Typischerweise treten die Beschwerden während oder nach dem Essen oder Trinken auf, während bei einem Zwölffingerdarmgeschwür die Schmerzen meistens nachts bei leerem Magen beginnen und sich mit einer Mahlzeit wieder bessern. Geschwüre, denen eine langjährige Einnahme von Schmerzmedikamenten zugrunde liegt, machen sich sehr häufig überhaupt nicht bemerkbar, weil die Schmerzmittel auch diesen Schmerzreiz erfolgreich unterdrücken.

Zu den Bauchschmerzen gesellen sich Völlegefühl und Übelkeit. Damit ähneln die Symptome nicht nur denen einer Gastritis, sondern ebenso jenen eines Reizmagens (funktionelle Dyspepsie). Darunter werden eine Reihe von wiederkehrenden Beschwerden im Bauchbereich zusammengefasst, für die es keine organische Ursache gibt. Entsprechend bringt eine Magenspiegelung beim Reizmagen keinen auffälligen Befund, während ein Magengeschwür dort gut sichtbar ist. Ähnlich wie beim Reizdarm muss die Diagnose eines Reizmagens deshalb nach dem Ausschlussprinzip erfolgen (siehe Seite 185).

Eine relativ häufige Komplikation eines Geschwürs ist eine Blutung. Das Blut wird – vor allem bei einer starken Blutung – erbrochen oder mit dem Stuhl ausgeschieden. Dieser verfärbt sich dabei dunkel (Teerstuhl), weil sich das Blut beim Kontakt mit der Magensäure schwarz färbt. Eine Blutung im Magen-Darm-Trakt ist immer ein Notfall, der sofort ärztlich behandelt werden muss. Eine seltenere Komplikation ist ein Magendurchbruch, wenn sich das Geschwür durch die gesamte Magenwand frisst und dort ein Loch verursacht. Unstillbare Blutungen und ein Magendurchbruch müssen in der Regel umgehend operativ behandelt werden.

Ansonsten erfolgt die Behandlung eines Geschwürs mit Medikamenten, unter anderem Antibiotika und Säureblockern. Unumgänglich ist das Meiden der auslösenden Faktoren (Medikamenteneinnahme, Nikotin, Alkohol, Stress) und eine Ernährungsanpassung.

GASTROKOLISCHER REFLEX

Auf einer Reizung des Magens beruht auch der gastrokolische Reflex. Den kennt jeder, der am Morgen nach dem ersten Kaffee oder dem ersten Bissen vom Brot aufs Klo muss. Sobald der leere Magen mit Nahrung oder Flüssigkeit gefüllt wird, dehnt er sich aus und löst damit den Stuhlreiz aus.

↘ BLÄHUNGEN

Blähungen sind ein Thema, über das viele nicht gerne sprechen, vor allem, weil sie häufig mit Darmwinden – von Medizinern Flatulenzen genannt – verbunden sind. Dabei sind Gase im Verdauungstrakt etwas durchaus Normales. Im Schnitt sammeln sich zwischen einem halben und 1,5 Liter Gase jeden Tag im Verdauungstrakt an, 10- bis 15-mal am Tag einen Darmwind abzulassen, ist also nicht ungewöhnlich oder gar besorgniserregend.

Das Gas in den Verdauungsorganen ist zu einem guten Teil verschluckte Luft. Sie gelangt bei zu hastigem Essen und Trinken in den Darm, auch bei Stress, Ängsten oder Ärger wird übermäßig viel Luft geschluckt. Der Großteil allerdings wird von den Darmbakterien produziert, die beim Zersetzen der Nahrung unterschiedliche Gase erzeugen, darunter Methan, Wasserstoff, Stickstoff, Kohlendioxid und oft auch übelriechende Schwefelverbindungen. Manche Lebensmittel gelten dabei als besonders blähungs- und gasfördernd (siehe Liste Seite 159).

Die Gase werden zum überwiegenden Teil von den Blutgefäßen aufgenommen, mit dem Blut zur Lunge transportiert und dann ausgeatmet. Ein weiterer Teil wird mit dem Stuhlgang über den After ausgeschieden. Sammelt sich allerdings ausgesprochen viel Gas im Verdauungstrakt an, kann dieser nicht mehr auf herkömmlichem und unauffälligem Weg entweichen, sondern äußert sich in Blähungen und vermehrten Darmwinden aus dem After. Sind diese nicht nur zu riechen, sondern auch zu hören, dann liegt dies daran, dass die Analöffnung durch das austretende Gas vibriert.

Wenig erfolgreiche Selbstdiagnose

Gerade der Blähbauch ist für viele unangenehm. Besonders Frauen leiden darunter, weil sie morgens häufig mit einem flachen Bauch aufwachen und sich dann bereits nach der ersten Mahlzeit ein immer größer werdender Blähbauch entwickelt. Viele landen dann im Dschungel der Diäten und versuchen, ähnlich der Nadel im Heuhaufen, die Lebensmittel herauszufinden, die diesen aufgeblähten Bauch verursachen. In der Selbstsuche ist man aber meistens nicht sehr lange erfolgreich. Zuerst lassen die meisten Milch weg, dann geht es für eine bestimmte Zeit besser, aber irgendwann kehren die Blähungen zurück. Dann werden neben der Milch noch glutenhaltige Lebensmittel vom Speiseplan gestrichen. Auch hier stellt sich zunächst eine Besserung der Beschwerden ein, aber nicht nachhaltig. Es ist eine Sisyphusarbeit. Und irgendwann stellt sich das Gefühl ein, nur mehr Reis und Wasser zu vertragen.

Diese „Selbstdiagnose" sollte man tunlichst meiden. Besser als selbst zu lange herumzuprobieren, ist es, sich von Experten zu Intoleranzen und Verträglichkeiten beraten zu lassen. Außerdem sollte man nicht außer Acht lassen, dass Blähungen auch von der Darmflora ausgehen können und diese sehr stressempfindlich ist. Ein Hinweis darauf könnte sein, dass man im Urlaub essen kann, was man will, kaum ist man aber wieder zu Hause und im Alltagstrott, bläht sich der Bauch schon beim ersten Bissen Brot wieder auf. Oft muss man deshalb, um Blähungen wirklich loszuwerden, nicht nur die Ernährung umstellen, sondern zusätzlich eine Darmsanierung durchführen (siehe Seite 202).

Es lohnt sich auf jeden Fall, zunächst zu probieren, langsamer zu essen, nur kleine Bissen abzubeißen, diese gut zu kauen, in kleinen Schlucken zu trinken und beim Essen wenig zu reden. Besonders das gute Kauen der Speisen ist eine wichtige Verdauungsvorarbeit. Die Speisen verweilen dann kürzer in Magen und Darm, wodurch weniger Gase produziert werden. Auch verschiedene Hausmittel können vor allem bei gelegentlichen Blähungen durchaus Abhilfe schaffen. Halten die Probleme aber an und beeinflussen die Lebensqualität, dann sollte man auf jeden Fall einen Arzt aufsuchen, um den Ursachen auf den Grund zu gehen.

Hausmittel, die helfen

- **Fenchel, Kümmel, Anis, Kamille und Pfefferminze** wirken nicht nur gegen Blähungen, sondern entkrampfen auch. Tees mit diesen Inhaltsstoffen gibt es überall zu kaufen, können aber genauso selbst hergestellt werden. Kümmel wirkt vorbeugend, also am besten häufig damit würzen.
- **Petersilienwurzel** hilft bei verschiedenen Magen-Darm-Beschwerden, so auch bei Blähungen. Bereiten Sie sich daraus einen Tee zu: Die Petersilienwurzel in kleine Stücke schneiden, ein bis zwei Teelöffel davon mit kochendem Wasser übergießen, zehn bis 15 Minuten stehen lassen, abseihen und mehrere Tassen am Tag vom Tee trinken.
- Die **Gelbwurz (Kurkuma)** wirkt bei mehreren Verdauungsproblemen, zum Beispiel auch bei Völlegefühl. Sie können ein entsprechendes Präparat kaufen oder einen Tee zubereiten: Übergießen Sie einen Teelöffel Gelbwurz mit einer Tasse kochendem Wasser, zehn bis 15 Minuten zugedeckt ziehen lassen. Am besten zwischen den Mahlzeiten trinken. Pro Tag aber nicht mehr als

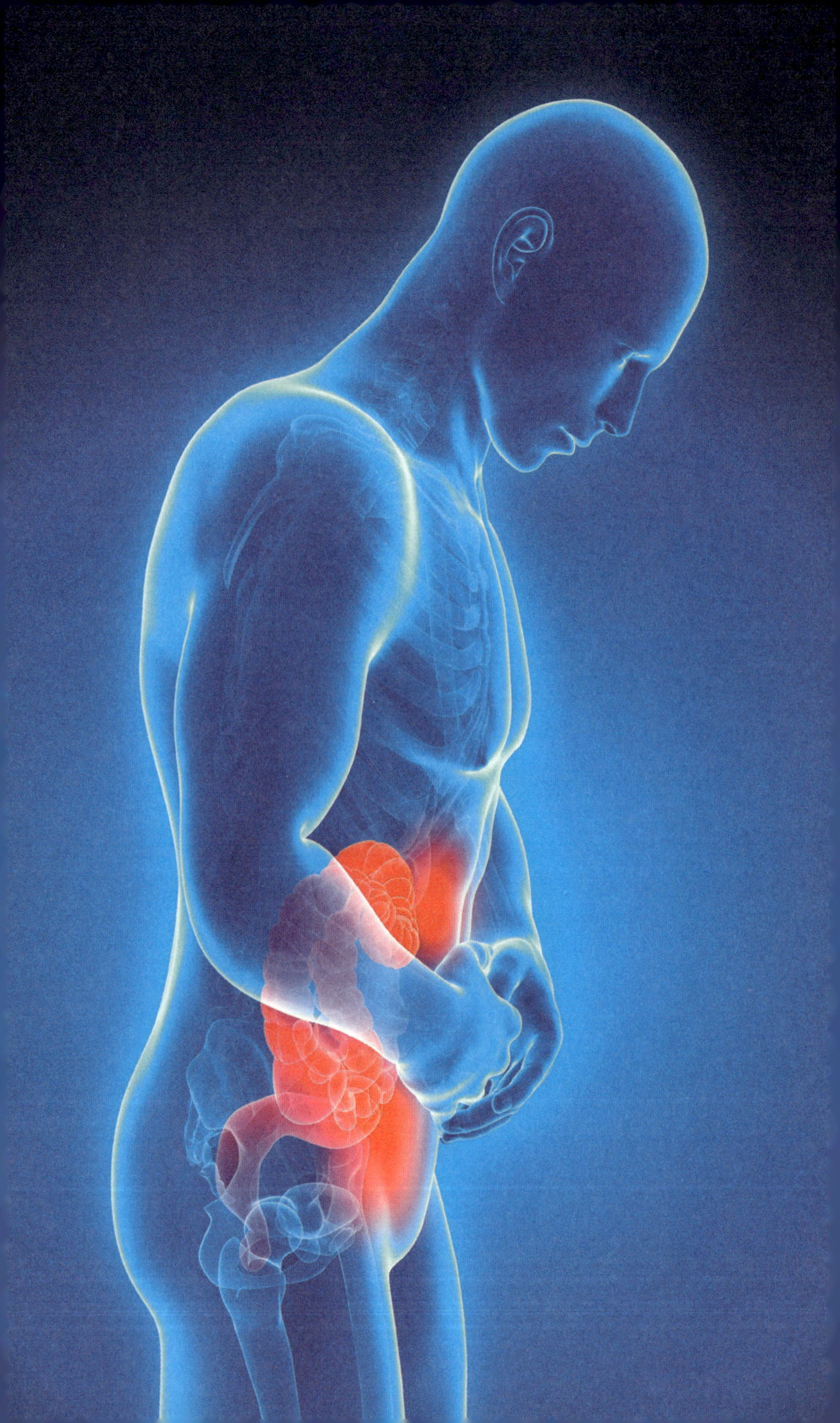

zwei Gramm Gelbwurzel verwenden, ansonsten drohen Magenbeschwerden.

- **Enzyme:** Das Papain aus der Papaya und das Bromelain aus dem Strunk der Ananas unterstützen die Verdauung. Sie helfen, die Verdauung zu erleichtern, vor allem, wenn die Bauchspeicheldrüse nicht optimal funktioniert. Die Enzyme kann man mit der Papaya und der Ananas zu sich nehmen oder entsprechende Präparate in der Apotheke kaufen.
- **Bitterstoffe** regen die Verdauung und die Lebertätigkeit an. Eine Mischung aus verschiedenen Bitterkräutern ist in der Apotheke und in Reformhäusern als Tee oder als Saft erhältlich. Empfehlenswert ist das Produkt Iberogast®, eine Mischung aus neun Heilpflanzen. Ein altbekanntes Hausmittel ist der Schwedenbitter oder Alpenbitter.

Blähende Lebensmittel

- Hülsenfrüchte (Erbsen, Bohnen, Linsen)
- Kohlgemüse (Weißkohl, Rotkohl, Rosenkohl, Wirsing)
- Milch und Milchprodukte
- Zwiebel, Lauch, Knoblauch
- Rohkost
- Getreide- und Vollkornprodukte
- Getränke mit Kohlensäure
- Zucker- und Zuckeraustauschstoffe
- Fettreiche Speisen

↘ SODBRENNEN

Etwa jeder Vierte leidet einmal im Monat an Sodbrennen. Damit ist es eine der häufigsten Krankheiten unseres Verdauungstraktes. Wird das saure Aufstoßen zum Dauerzustand, spricht man von der Refluxkrankheit, die häufig einen chronischen Reizhusten mit sich bringt. Sie kann die Lebensqualität enorm beeinträchtigen.

So entsteht Sodbrennen: Wie wir im ersten Kapitel erfahren haben, gelangt die Nahrung mithilfe peristaltischer Muskelbewegungen über die Speiseröhre in den Magen. Dort wird der Nahrungsbrei von der Magensäure erwartet, die zur Zersetzung der Speisen in kleinste Bestandteile notwendig ist. Damit die Magensäure nicht auch den Magen „zersetzt", ist dieser mit einer Schleimhaut ausgekleidet. Im Normalfall kann die Magensäure – und der Mageninhalt – nicht in die Speiseröhre gelangen, weil ein ringförmiger Schließmuskel zum Magen einen Rückfluss verhindert. Ist dieser Schließmuskel allerdings in seiner Funktion gestört, kann Mageninhalt in die Speiseröhre

Wenn der Schließmuskel nicht richtig schließt

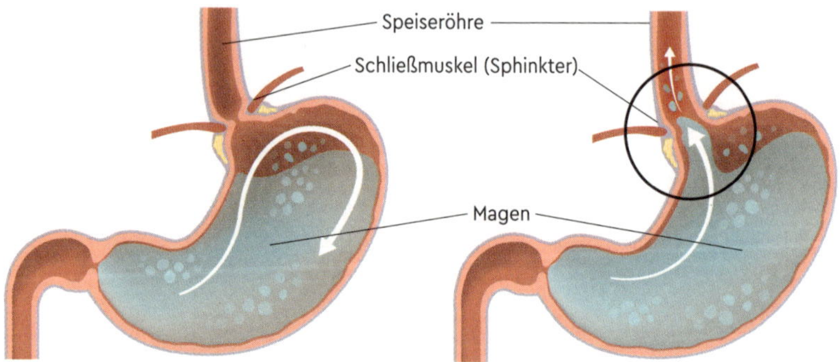

zurückfließen und dort das unangenehme Brennen verursachen, das symptomatisch für das Sodbrennen ist. Das ist der Fall, wenn der Schließmuskel undicht, geschwächt oder stark unter Druck ist, wie dies bei stark Übergewichtigen der Fall ist oder bei Schwangeren, deren sich vergrößernde Gebärmutter auf den Magen drückt. Aber auch wenn der Schließmuskel gut funktioniert, können immer wieder Magensäure und Speisereste zurück in die Speiseröhre gelangen. Diese ist normalerweise in der Lage, durch eine erhöhte Muskelaktivität die Säure und den Nahrungsbrei wieder nach unten zu drängen. Dadurch kann es jedoch vorübergehend zu krampfartigen Schmerzen hinter dem Brustbein kommen.

Die häufigste Ursache für Sodbrennen sind zu üppige und fette Mahlzeiten. Auch zu viel Alkohol, Zigaretten, einige Medikamente, chronischer Stress, Magen-Darm-Krankheiten oder ein Zwerchfellbruch können das saure Aufstoßen bewirken. Tritt Sodbrennen regelmäßig auf, können die Schleimhäute der Speiseröhre in Mitleidenschaft gezogen werden oder die Nachbarorgane Schaden nehmen. Deshalb sollte man bei häufigem Sodbrennen unbedingt einen Arzt zurate ziehen.

Da die Beschwerden meist im Liegen am schlimmsten sind, sollte man vor dem Hinlegen nichts mehr essen, weder vor dem Mittagsschläfchen noch am Abend: Mindestens zwei Stunden Abstand wären gut. Wunderbar funktioniert immer noch das Hochstellen des Bettes. Dann kann der saure Mageninhalt nicht mehr so leicht zurück in die Speiseröhre fließen. Damit ist aber nicht ein zweiter Kopfpolster gemeint, auch die knickbaren Lattenroste helfen nicht wirklich. Am wirksamsten ist, das Kopfteil des Bettes höher zu stellen (siehe Kasten).

ZWEI KLÖTZCHEN GEGEN DAS SODBRENNEN

Während meiner Ausbildungszeit zum Arzt durfte ich in Holland bei einem namhaften Gastroenterologen in die Lehre gehen. Er zeigte uns Studierenden und Auszubildenden so eindrucksvoll, was gegen Sodbrennen hilft, dass ich es heute noch vor Augen habe. Denn das Letzte, worauf er zurückgegriffen hat, waren Medikamente. Er begann seine „Therapie" immer mit einfachen Umstellungen der Lebensgewohnheiten: kleine Mahlzeiten, dafür öfters; kein Essen vor dem Schlafengehen und wenn es nicht anders geht, dann nur leicht Verdauliches. Das war in erster Linie basische Kost. Kein Wunder, in Holland aß und isst man sehr viele Kartoffeln. Das Wichtigste in seinem Konzept war jedoch die langfristige Umstellung der Schlafposition durch das Hochstellen des Bettes am Kopfteil. Allerdings nicht, indem man den Lattenrost in der Mitte knickte und das obere Teil aufstellte – davon bekommt man nur Rückenbeschwerden, während das Sodbrennen bleibt. Der Lattenrost sollte gerade bleiben, aber in eine schiefe Ebene gebracht werden. Dazu hatte er in einer Schublade hinter seinem Schreibtisch unzählige Würfel von 15 mal 15 Zentimetern, die er sich von einem Tischler anfertigen ließ. Jedem seiner verdutzt dreinschauenden Patienten drückte er zwei von diesen Klötzchen in die Hand. Die sollten sie unter die beiden Bettpfosten am Kopfende geben und damit das Bett höherstellen. Diese Maßnahme war oft schon nach wenigen Wochen so erfolgreich, dass es keine Zusatztherapie mehr brauchte.

Heutzutage sind die Betten komplizierter aufgebaut als zu meiner Ausbildungszeit. Unsere Gesundheitsbetten sind sehr oft verbaut, einfach zwei Klötzchen unter die Pfosten zu schrauben, ist nicht so einfach. Aber mit etwas Geschick kann man auch heute den Lattenrost mit einem Holzkeil oder einfach zwei Schrauben am Kopfteil höherstellen, ohne ihn zu knicken. Und warum das Ganze? Auch das erklärte uns mein „Lehrer" von damals: Es gibt kein Wasser, das von unten nach oben fließt.

Elementar ist bei Sodbrennen allerdings eine Ernährungsumstellung. Es gilt, nicht zu viel und nicht zu fett zu essen, auf kleine Portionen zu achten, Alkohol auf ein Minimum zu reduzieren und möglichst auf säurereizende Stoffe wie scharfe Gewürze zu verzichten, aber auch auf Röststoffe, wie sie im Kaffee vorkommen.

Hausmittel, die helfen

- **Basen statt Säuren:** Bei Sodbrennen sollte man verstärkt zu basen- anstatt zu säurehaltigen Lebensmitteln greifen. Auf dem Speiseplan sollten also viel Obst und Gemüse und wenig Fleisch stehen.
- **Kartoffeln** sind basenbildend und neutralisieren die Magensäfte. Das gilt sowohl für Pellkartoffeln als auch für Püree oder Bratkartoffeln. Bei Sodbrennen am besten hilft der Kartoffel-Presssaft, also der Saft roher Kartoffeln. Am besten trinken Sie 100 Milliliter Presssaft vor jeder Mahlzeit. Alternativ können Sie natürlich einige rohe Kartoffelscheiben essen. Aber nicht zu viele, denn rohe Kartoffeln enthalten das giftige Alkaloid Solanin, das auf den Magen schlägt.
- **„Saures" meiden:** Meiden sollten Sie Nahrungsmittel mit viel Zucker und Weißmehl, Frittiertes, kohlensäurehaltige Getränke, Zitrusfrüchte und Fruchtsäfte sollten Sie stark reduzieren. Kaffee, schwarzer Tee und Schokolade regen ebenfalls die Säureproduktion an.

- **Gut kauen:** Wer unter Sodbrennen leidet, sollte vor allem gut kauen. Je größer die Nahrungsbrocken sind, umso mehr muss der Magen Säure produzieren, um sie aufarbeiten zu können.
- **Haferflocken und Nüsse:** Haferflocken binden die aufsteigende Magensäure und neutralisieren sie. Den gleichen Effekt haben Haselnüsse oder Mandeln. Kauen Sie also immer wieder einige Nüsse oder einige Esslöffel Haferflocken.
- **Backpulver bzw. Natron** ist nicht nur ein Backtriebmittel, sondern erweist auch bei Sodbrennen nützliche Dienste. Es neutralisiert nämlich Säuren. Lösen Sie etwa einen gehäuften Teelöffel Natronpulver in einem Glas Wasser auf und trinken Sie die Lösung in kleinen Schlucken. Alternativ kann man das Pulver in lauwarmem Tee auflösen. Backpulver sollte aber nicht zu häufig verwendet werden, weil es ansonsten den gegenteiligen Effekt hat, also die Produktion von Magensäure fördert.
- **Sauerkraut:** Entgegen der Annahme verstärkt Sauerkraut nicht das saure Aufstoßen, sondern hilft bei der Verdauung, vor allem von schwerer Kost. Sauerkraut ist reich an Vitamin C, dazu kalorienarm und fast fettfrei. Rohes Sauerkraut und andere milchsauer vergorene Lebensmittel verschaffen bei Sodbrennen Linderung. Am besten wirkt Sauerkrautsaft, den man schlückchenweise trinkt.
- **Tee trinken:** Beruhigend auf den Magen wirken Kamille, Anis, Fenchel, Kümmel, Spitzwegerich, Eibisch oder Schafgarbe. Auch Ingwer hilft bei Sodbrennen, weil er auf den Schließmuskel des Magens wirkt. Die alten Griechen setzten bei Sodbrennen hingegen auf Liebstöckel.
- **Karottensaft:** Der Saft roher Karotten legt sich über die Schleimhaut der Speiseröhre und macht Fette leichter verdaulich. Dadurch

produziert der Magen weniger Säure. Am besten trinkt man ein Glas Karottensaft vor jeder Mahlzeit.

- **Leinsamen:** Ähnlich wie Karotten legen Leinsamen im Magen eine Schutzschicht über die Schleimhaut. Weichen Sie zwei Handvoll Leinsamen in einem halben Liter kaltem Wasser auf. Die Samen drei Stunden stehen lassen, dann abseihen und das Wasser immer wieder schluckweise trinken.

↘ VERSTOPFUNG

Wie oft wir auf die Toilette gehen, schwankt individuell, auch bei gesunden Menschen – der eine geht dreimal pro Tag, der andere dreimal pro Woche. Doch wenn es Abweichungen von den zeitlichen Routinen gibt, kann das ein ungutes Gefühl hervorrufen. Von einer Verstopfung – in der Fachsprache Obstipation genannt – spricht man bei weniger als drei Stuhlgängen pro Woche über einen Zeitraum von mindestens drei Monaten.

Dazu kommt es, wenn die Nahrung länger in der Darmpassage verweilt, als sie sollte. Dadurch wird dem Nahrungsbrei sehr viel Wasser entzogen, er wird zunehmend fest und hart, weshalb die Ausscheidung mit starkem und meist schmerzhaftem Pressen verbunden ist. Das Gefühl der unvollständigen Entleerung und der Blockierung des Darmausganges bleibt meist bestehen. In diesen Fällen spricht man von einer sogenannten Passagestörung.

Bei lang anhaltender Verstopfung steigt das Risiko, dass sich Kotsteine bilden. Dabei handelt es sich um etwa kirschkerngroße verhärtete Stuhlreste, die im Darm festsitzen und die Darmpassage blockieren. Das kann zum einen zu starken Schmerzen führen, zum anderen zum sogenannten paradoxen Durchfall: Unter anderem durch Zersetzungs- und Gärungsprozesse im aufgestauten Stuhl wird dieser teilweise verflüssigt und kann als Durchfall das Hindernis im Darm passieren. Schmerzreich ist auch, wenn sich Kotsteine von alleine lösen und ausgeschieden werden. Mitunter setzen sich Kotsteine auch in Darmausstülpungen fest und führen dort zu Entzündungen (siehe Seite 179).

MEIN TIPP Meist sind an einer Verstopfung die Lebensumstände schuld: eine ballaststoffarme Ernährung, zu wenig Bewegung, unterdrückter Toilettengang, sehr oft auch ein Flüssigkeitsmangel oder Stress, der – wie wir bereits gehört haben – zu einer verlangsamten Verdauung führt. Diese Umstände zu beheben, kann oft schon – ohne zu Abführmitteln greifen zu müssen – zu einer Linderung der Beschwerden führen.

Auch bestimmte Medikamente können zu Verstopfungen führen, beispielsweise Antidepressiva, Parkinsonmittel, Psychopharmaka und opiathaltige Schmerzmittel. Nicht zuletzt wirken sich zyklusbedingte Hormonveränderungen auf die Verdauung aus. So ist das Progesteron, das nach dem Eisprung vermehrt gebildet wird, bekannt dafür, dass es die Muskeln entspannt und damit die Arbeit des Darms verlangsamt. Sowohl Verstopfung als auch Durchfall können außerdem Hinweis auf einen Reizdarm sein (siehe Seite 185).

Oft bringen bereits ein abendlicher Spaziergang oder einige Entspannungsübungen den Darm wieder in Schwung und lösen das Verstopfungsgefühl. Ansonsten ist eine ballaststoffreiche Ernährung ratsam. Ballaststoffe quellen im Darm auf und sorgen damit für eine vermehrte Darmaktivität. Außerdem machen sie den Darminhalt geschmeidiger, was die Ausscheidung erleichtert.

Hausmittel, die helfen

- **Flohsamenschalen** binden Wasser und machen auf diese Weise den Stuhl weicher und gleitfähiger. Besser gemahlen als im Ganzen – in Wasser kurz vorquellen lassen, danach mit sehr viel Wasser trinken. Wird nicht genügend getrunken, haben die Flohsamen gerne die gegenteilige Wirkung, verstopfen also noch mehr.
- **Sennesfrüchte:** Wirkstoffe in der gelb blühenden Pflanze sorgen dafür, dass Substanzen im Darm gebildet werden, die zu einer vermehrten Peristaltik (Eigenbewegungen des Darms) führen. Dafür wird ein halber Teelöffel Sennesfrüchte mit 150 Milliliter warmem oder heißem Wasser übergossen und zehn Minuten ziehen gelassen. Besser bekömmlich wird der Tee, wenn die Früchte mit kaltem Wasser angesetzt und der Sud zwei bis drei Stunden ziehen gelassen wird. Morgens und abends je eine Tasse davon trinken. Weil die Wirkstoffe die Darmschleimhaut reizen, sollte man dieses Hausmittel nur über einen kurzen Zeitraum einnehmen, ansonsten drohen Krämpfe und Entzündungen. Schwangeren und stillenden Frauen wird davon abgeraten. Dies sollte man ebenso bedenken, wenn man zu Verdauungstees greift, da sie oft Sennesfrüchte enthalten.
- **Trockenobst:** Eine abführende Wirkung hat in Wasser eingelegtes Trockenobst, wobei Pflaumen und Feigen am besten sind. Durch das Wasser quellen die enthaltenen Ballaststoffe auf, die den Darminhalt aufweichen und die Darmbewegungen aktivieren. Am besten das Einweichwasser mittrinken. Nachteil: Trockenobst hat nur eine kurzfristige Wirkung.

- **Zitronensaft:** Gegen leichte Verstopfungen kann ein Glas lauwarmes Wasser mit dem Saft einer Zitrone helfen – vor allem, wenn es auf nüchternen Magen getrunken wird.
- **Enzyme:** Effiziente Verdauungshelfer sind Enzyme aus der Papaya (Papain) und dem Ananasstrunk (Bromelain). Sie können deshalb auch Verstopfungen lindern (siehe Seite 155).
- **Tamarinde:** Sehr gut hilft eine Marmelade aus der indischen Dattel, die man in der Apotheke kaufen kann. Da diese Marmelade sehr gut schmeckt, muss man sich aber davor hüten, zu viel davon zu essen, weil dies zu Durchfällen und Bauchkrämpfen führen kann.
- **Magnesium:** Dieser Mineralstoff wird von den Darmmuskelzellen für ein gutes Funktionieren benötigt. Außerdem ist es in der Lage, Wasser zu binden. Dadurch wird der Stuhl weicher, was die Ausscheidung fördert.
- **Glycerin-Zäpfchen oder -Miniklistier:** Glycerin weicht den Darminhalt auf und macht den Stuhl damit gleitfähiger. Gerade bei Reiseverstopfung sind Miniklistiere sehr zu empfehlen.

Diese Mittel können auch helfen, wenn die Verstopfung durch eine Entleerungsstörung des Enddarmes verursacht wird. In diesen Fällen fällt es den Betroffenen schwer, ihren Mastdarm zur Gänze zu entleeren. Ursache dafür können Verkrampfungen am Darmausgang oder eine Beckenbodenschwäche mit einer möglichen Aussackung der Mastdarmvorderwand sein. Helfen alle konservativen Maßnahmen nicht, kann in diesen Fällen oft eine Operation notwendig sein, um die anatomischen Besonderheiten zu korrigieren. Auch größere Darmpolypen, Hämorrhoiden – vergrößerte Gefäßpolster kurz vor dem After, die oft Folge von Verstopfungen sind und weitere Verstopfungen verursachen – oder Tumorerkrankungen im Darm können zu einer verzögerten Darmtätigkeit mit Ausscheidungsproblemen führen. Halten die Beschwerden länger als vier Tage an, ist dem verhärteten Stuhl Blut oder Schleim beigemengt, kommen Rückenschmerzen, Erbrechen, Fieber oder Kreislaufbeschwerden hinzu, ist der Gang zum Arzt unumgänglich. Er kann – sofern keine anderen Krankheiten festgestellt werden – medikamentöse Abführmittel verschreiben, die die Darmbewegungen beschleunigen und somit Linderung verschaffen.

↘ DURCHFALL

Durchfall, in der medizinischen Fachsprache Diarrhö genannt, kennzeichnet sich durch die Stuhlbeschaffenheit und die Stuhlfrequenz. Im Klartext: Es handelt sich dabei um sehr dünnflüssigen, nahezu wässrigen Stuhlgang, meist mehr als dreimal am Tag.

Meist stecken Infektionen mit Viren, Bakterien und anderen Parasiten dahinter, von denen sich der Darm in einer Art Selbstreinigungsprogramm rasch befreien will. In Frage kommen dafür zum Beispiel Salmonellen oder Escherichia coli, beides Bakterien, die meist mit verunreinigten Lebensmitteln aufgenommen werden. Auch Viren, wie Noro- und Rotaviren, können Durchfall verursachen. Sie werden über Schmierinfektionen von Mensch zu Mensch weitergegeben: Erreger gelangen über den Stuhl an die Hände und werden über direkten Handkontakt oder über Türklinken, Handläufe, Armaturen oder das gemeinsame Benutzen von Handtüchern weitergegeben. Zu Infektionen mit diesen Virentypen kommt es häufig in Gemeinschaftseinrichtungen, wie Kindergärten, Krankenhäusern oder Altersheimen.

Durchfall erzeugen ansonsten verschiedene Parasiten wie Entamoeba histolytica oder Giardia, die meist über fäkalverseuchtes Wasser aufgenommen werden, das aus Bachläufen oder in tropischen Ländern getrunken wird.

Als Verursacher für dünnflüssigen und häufigen Stuhlgang kommen außerdem Stress und Medikamente, vor allem Antibiotika in Frage. Und es ist ein Symptom des Reizdarmsyndroms (siehe Seite 185). Außerdem hat Magnesium eine abführende Wirkung. Dies wirkt sich bei Verstopfung positiv aus, weil der Stuhl damit weicher und gleitfähiger wird, bei Überdosierung allerdings kann Magnesium zu Durchfall führen. Das ist bei Sportlern häufig der Fall. Tritt Durchfall unmittelbar nach einer Mahlzeit auf, kann es sich auch um eine Unverträglichkeit handeln, zum Beispiel von Laktose oder Fruktose (siehe dazu die Seiten 113 und 124).

Flüssigkeitsverlust ausgleichen

Damit sich der Darm von Krankheitserregern schnell befreien kann, beschleunigt er seine Darmbewegungen und sorgt dafür, dass der Magen- und Darminhalt wässrig bleibt oder durch Wasserbeigabe noch wässriger wird, damit er schnell aus dem Körper ausgeschieden werden kann. Eine ähnliche Schutzreaktion des Körpers, allerdings in umgekehrter Richtung, ist das Erbrechen. Auch in diesem Fall erkennt der Darm Gift- und Schadstoffe im Nahrungsbrei, die er – über eine entsprechende Meldung an das Gehirn und die folgende Aktivierung des Brechzentrums – wieder aus Magen und Darm befördert – in diesem Fall nach oben.

Weil es sich um eine Schutzfunktion des Körpers handelt, sollte man sie nicht unmittelbar zu stoppen versuchen. Wichtig ist allerdings, den Flüssigkeitsverlust wieder auszugleichen, indem viel getrunken wird. Mindestens drei Liter sind eine grobe Richtschnur. Am besten nimmt man stilles Wasser zu sich, Salbei-, Kamillen-, Tormentill- oder Fencheltee oder eine milde Brühe. Letztere führt dem Körper auch wieder wichtige Mineralstoffe zu, die durch den flüssigen Stuhlgang ebenso verloren gehen. Bei Risikogruppen wie Kindern oder älteren Menschen kann es sinnvoll sein, entsprechende Präparate mit Mineralstoffen (Elektrolyte) in der Apotheke zu holen.

Einen Arzt aufsuchen sollte man, wenn Blut oder Schleim im Stuhl zu sehen ist, starke oder anhaltende Bauchschmerzen dazukommen, der Durchfall von hohem Fieber begleitet ist, wenn er nach Aufenthalten in südlichen Ländern aufgetreten ist, länger als drei Tage dauert (bei Kleinkindern schon früher den Kinderarzt zurate ziehen) oder wenn er wiederholt auftritt.

Durchfall oder dünnflüssigerem Stuhl kann auch mit Hausmitteln entgegengewirkt werden.

Hausmittel, die helfen

- **Flohsamenschalen:** Gerade bei Durchfall ist es wichtig, nur die gemahlenen Flohsamenschalen zu verwenden. Die ganzen Samen reizen mit ihrer harten Schale die Darmschleimhaut, deren Schutzschicht bei Durchfall ohnehin schon in Mitleidenschaft gezogen ist. Nicht verwechseln darf man Flohsamen mit Leinsamen. Man erhält sie geschrotet und gemahlen in der Apotheke und sollte täglich zweimal jeweils zwei Esslöffel mit viel Wasser trinken. Wichtig ist, die Samenschalen vorher gut quellen zu lassen.

DIE ALLESKÖNNER

Flohsamen sind wahre Alleskönner, weil sie nicht nur bei Verstopfung helfen, sondern auch bei Durchfall. Durch ihre Fähigkeit, Wasser zu binden, entziehen sie dem wässrigen Stuhl die Flüssigkeit. Umgekehrt bei Verstopfung machen sie den Stuhl weicher, weil sie Wasser binden und aufquellen. Sie wirken also in jeglicher Hinsicht verdauungsregulierend. Man kann sie langfristig einnehmen, weil sie gewissermaßen funktionieren wie das Muskeltraining in einem Fitnessstudio, und der Darm ist nichts anderes als ein Muskel. Wer zu Durchfall oder Verstopfung neigt, kann Flohsamen über Jahre einnehmen, sie haben keine Nebenwirkungen und führen nicht zur Gewöhnung.

- **Geriebener Apfel:** Eine wasserbindende Funktion hat auch Pektin, ein wasserlöslicher Ballaststoff, der in Äpfeln, vor allem in der Schale enthalten ist. Um den ohnehin schon geplagten Darm aber nicht mit zu großen Apfelstücken zu belasten, wird der Apfel am besten mitsamt Schale gerieben. Dadurch vergrößert sich auch die Oberfläche des Apfels, weshalb die Pektine noch besser und noch mehr Wasser binden können.
- **Heidelbeeren:** Bereits Hildegard von Bingen, Äbtissin und Heilkundlerin, schwörte im Mittelalter auf die blauen Beeren als Hausmittel gegen leichten Durchfall. Die Gerbstoffe haben einen adstringierenden, also zusammenziehenden Effekt, und sie enthalten ein natürliches Antibiotikum, das Bakterien bekämpft.

- **Karottensuppe nach Moro:** Es ist das wohl bekannteste und effektivste Hausmittel, das vor allem bei Kindern hilft, dem Flüssigkeitsverlust durch den Durchfall vorzubeugen. Benannt ist die Karottensuppe übrigens nach dem Heidelberger Kinderarzt Ernst Moro, der Anfang des 20. Jahrhunderts lebte und damit seine kleinen Patienten behandelte. Dafür werden 500 Gramm Karotten geschält und in einem Liter Wasser eine Stunde lang kochen gelassen. Danach im Mixer pürieren. Den Brei erneut mit Wasser auf einen Liter auffüllen und mit drei Gramm Kochsalz würzen. Davon sollte man am besten am Beginn der Beschwerden und mehrmals täglich in kleinen Mengen essen.

MONTEZUMAS RACHE

Durchfall, speziell der Reisedurchfall, den man sich häufig in südlicheren Ländern zuzieht, wird auch „Montezumas Rache" genannt. Diese Redewendung geht auf den Herrscher der Azteken, Moctezuma II., zurück, der im 15. und 16. Jahrhundert lebte. Die Hauptstadt Tenochtitlán – das heutige Mexiko City – wurde damals, 1519, von den Spaniern unter Hernán Cortés eingenommen. Weil viele der Untertanen Moctezumas II. durch die von den Spaniern eingeschleppten Krankheiten starben, soll der Aztekenkönig bei seinem Tod 1520 einen Fluch über die Spanier ausgesprochen haben, dessen Auswirkungen sich mit Durchfall äußerten. Daher diese Redewendung.

↘ DARMPILZ

Die zahllosen Untermieter in unserem Körper, speziell in unseren Verdauungsorganen, sind ein sensibles Völkchen, wie wir an mehreren Stellen dieses Buches bereits erfahren haben. Ein Untermieter, den die meisten von uns in sich tragen, nennt sich Candida albicans und ist ein Hefepilz. Er ist selbst in der gesündesten Darmflora zu finden. Am wohlsten fühlt sich der Hefepilz nämlich in dunklen, feuchten und warmen Orten. Im Darm halten die gesund erhaltenden Bakterien und die Abwehrkräfte den Pilz aber in den meisten Fällen gut unter Kontrolle, sodass er sich nicht übermäßig vermehren kann und folglich auch keine Probleme bereitet.

Kritisch wird es allerdings, wenn das Darmmikrobiom aus dem Gleichgewicht gerät, wie das beispielsweise nach einer Therapie mit Antibiotika passieren kann oder wenn das Abwehrsystem geschwächt ist, etwa bei Krankheiten wie Leukämie, Tumoren oder Aids oder bei der Einnahme von bestimmten Medikamenten. Dann kann sich der Hefepilz ungehindert vermehren – die Medizin spricht von einer Candidose. Während sich eine Infektion im Mundbereich meist durch einen weißlichen Belag an Schleimhäuten und Zunge zeigt und auf der Haut durch Rötungen, äußert sich eine Infektion im Magen-Darm-Trakt durch unspezifische Symptome, die oft nicht sofort auf einen übermäßigen Pilzbefall schließen lassen: Bauchschmerzen, Blähungen, Völlegefühl, Reflux, Durchfall und/oder Verstopfung, aber auch Infektanfälligkeit, Müdigkeit, Kurzatmigkeit, Schwindelgefühle, Kopfschmerzen, Hautveränderungen, Gelenkschmerzen oder depressive Verstimmungen könnten auf eine Candidose im Darmbereich zurückzuführen sein. Kritisch wird es, wenn der Pilz die Darmschleimhaut durchdringt, in den Blutkreislauf und von dort zu anderen Organen gelangt. Dann droht eine häufig tödlich verlaufende Sepsis.

Die Diagnose bzw. die Identifizierung des Hefepilzes als Ursache der Beschwerden ist nicht sehr einfach und immer noch nicht zuverlässig. Selbst eine Stuhlprobe gibt nicht sicheren Aufschluss, weil sich Pilze häufig in Nestern ansiedeln, eine Zufallsprobe also durchaus pilzfrei sein kann.

Eine Ernährungsumstellung kann beim Auskurieren einer Pilzerkrankung im Darm hilfreich sein, wenn sie sinnvoll durchgeführt wird und nicht zu radikal. Hefepilze lieben Zucker und raffinierte Kohlenhydrate. Deshalb gilt es, den Erregern über mehrere Wochen ihre Nahrungsgrundlage zu entziehen, weshalb auf Zucker, Weißmehlprodukte und Fertiggerichte verzichtet werden muss. Stattdessen sollte eine ballaststoffreiche Kost mit viel Salat, Gemüse und Vollkornprodukten gewählt werden. Diese ernährt bekanntlich die guten Darmbakterien, die damit wieder die Oberhand im Darmmikrobiom gewinnen und den Hefepilzen den Kampf ansagen. Außerdem putzen die faserigen Nährstoffe den Darm gewissermaßen aus: Sie regen die Darmbewegungen an und sorgen für eine schnellere Darmentleerung, womit ebenso Pilznester ausgeschieden werden. Eine ballaststoffreiche Ernährung ist deshalb auch eine gute Vorbeugung von Darmpilzen.

Auch wenn weniger Zucker ganz generell für unseren Körper gesünder ist und deshalb eine wirksame Unterstützung beim Auskurieren einer Pilzerkrankung ist, so ist eine alleinige Ernährungsumstellung meist wenig erfolgversprechend. Als hilfreich aus der Naturmedizin

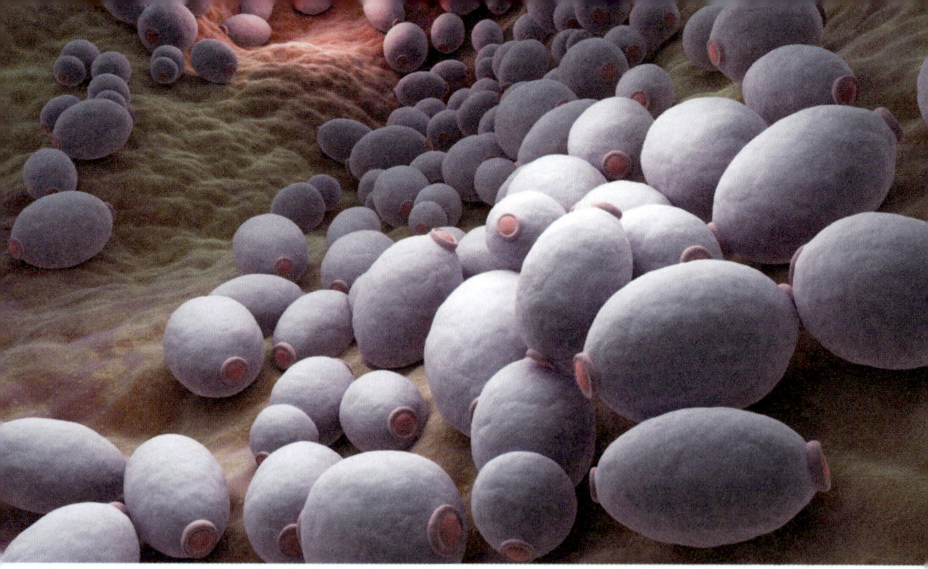

Wenn sich der Hefepilz Candida albicans übermäßig vermehrt, beginnen die Probleme.

hat sich Teebaumöl erwiesen, das man in Apotheken in Kapselform kaufen kann. Manchmal muss man aber auch zu pilzreduzierenden Medikamenten greifen, um das Gleichgewicht in der Darmflora wiederherzustellen.

↘ ENTZÜNDUNGEN IM DARM

Über die Entzündung der Magenschleimhaut haben wir bereits in einem vorhergehenden Kapitel erfahren. Diese kann sich mitunter bis zum Darmbeginn, dem Zwölffingerdarm, ausbreiten. Ganz besonders gefürchtet sind aber die Entzündungserkrankungen Colitis ulcerosa und Morbus Crohn.

Colitis ulcerosa und Morbus Crohn

Beiden Krankheiten gemeinsam ist, dass es sich dabei um chronische Entzündungen des Verdauungstraktes handelt, die von keiner Infektion ausgelöst werden. Heute geht man davon aus, dass es sich um

Autoimmunkrankheiten handelt, bei denen sich das Immunsystem gegen körpereigene Strukturen wendet. Diskutiert wird außerdem ein gestörtes Zusammenwirken von Immunsystem, Darm und Darmmikrobiom. Dadurch wird die wichtige Darmbarriere gestört und der permanente Entzündungszustand verursacht. Auch genetische Veranlagung sowie Umweltfaktoren und Lebensstil – Rauchen, ungesunde Ernährung, Stress – kommen als Ursachen in Frage.

Beide Krankheiten ähneln sich im Beschwerdebild: Typisch sind schubartig auftretende Durchfälle (bei Colitis ulcerosa häufig blutig und/oder schleimig) und oft krampfartige Bauchschmerzen, auf die beschwerdefreie Intervalle folgen. Die oft mehrere Wochen andauernden Beschwerden machen ein normales Leben fast unmöglich, weshalb die Krankheiten die Lebensqualität stark einschränken. Auch Müdigkeit, Appetitlosigkeit, Gewichtsverlust, körperliche Schwäche, mitunter Fieber treten auf.

Während Morbus Crohn den gesamten Verdauungstrakt vom Mund bis zum After und alle Schichten der Darmwand betreffen kann, ist Colitis ulcerosa auf den Dickdarm beschränkt und entwickelt sich vom Mastdarm (Rektum) unterschiedlich weit nach oben in Richtung Dünndarm. Außerdem entzündet sich bei Colitis ulcerosa nur die obere Schleimhautschicht der Darmwand. Feststellbar sind vor allem bei jüngeren Patienten außerdem Entzündungen außerhalb des Darmbereichs, vor allem bei großen Gelenken, auf der Haut und im Bereich der Augen.

In den entzündeten Abschnitten des Darms kann die Darmwand Nährstoffe nicht mehr aufnehmen, weshalb Mangelerscheinungen und Blutarmut bei Patienten mit chronisch entzündlichen

Darmerkrankungen sehr häufig sind. Je länger die Krankheit andauert, umso höher ist das Risiko für Fissuren, Fisteln und Darmverengungen bei Morbus Crohn und für Aufweitungen des Dickdarms bis hin zu Darmdurchbrüchen bei Colitis ulcerosa. Vor allem das Zweite erhöht das Risiko, an Darmkrebs zu erkranken.

Sowohl Colitis ulcerosa als auch Morbus Crohn müssen unbedingt ärztlich kontrolliert und behandelt werden. Zur Diagnose werden Entzündungswerte im Blut erhoben und mögliche bakterielle Darminfekte über eine Stuhlprobe ausgeschlossen. Der Verdauungstrakt wird mittels Ultraschall, vor allem aber durch eine Darmspiegelung untersucht. Dabei werden Gewebeproben entnommen, die die Diagnose bestätigen sowie Befallsmuster und Schweregrad aufzeigen.

Die Therapien haben sich in den vergangenen Jahren, auch aufgrund der in den Industrienationen steigenden Patientenzahl, sehr verbessert. Sie zielen darauf ab, die Reaktion des Immunsystems auf die Entzündungen abzuschwächen, die kortisonhaltigen Medikamente möglichst bald absetzen zu können und eine Heilung der Entzündungsherde im Darm zu erreichen. Oftmals werden Therapiestrategien eingesetzt, die bei rheumatischen Autoimmunkrankheiten angewandt werden, sogenannte Immuntherapien. Dabei werden spezielle Antikörper verwendet, die gegen die aggressiven Zellen vorgehen, welche körpereigene Strukturen angreifen. So werden die Entzündungen gestoppt, bevor diese Zellen den gesamten Darm zerstören.

In schweren Fällen kommt eine Operation in Frage, wobei Teile des Darms entfernt werden, bei Colitis ulcerosa ist es häufig der gesamte Dickdarm. Vor allem bei Colitis ulcerosa hat in den vergangenen Jahren eine Stuhltransplantation positive Ergebnisse gebracht.

Winzig kleine Entzündungen

Immer häufiger sehen wir Ärzte uns mit den Befunden einer Darmspiegelung konfrontiert, die mikroskopisch kleine Entzündungen zeigen. Meist ist nicht klar, was die Ursache dafür ist. Von einer Störung im Bereich der Darmflora über falsche Ernährungsgewohnheiten bis hin zu unbekannten Erregern wird vieles diskutiert. Sogar der Stress als eine mögliche Ursache oder zumindest als potenzieller Verschlechterer der Situation kommt in Frage. Jedenfalls können diese winzig kleinen Entzündungen, die man mit freiem Auge gar nicht sehen könnte, die Ursache für viele Beschwerden sein. Ein großer Teil der Bauchbeschwerden können heute dieser möglichen Ursache zugeschrieben werden. Die gute Nachricht: Meist sprechen diese mikroskopischen Entzündungen sehr gut auf eine Darmsanierung und Ernährungsumstellung an. Dennoch braucht es mitunter auch den gelegentlichen und vorübergehenden Einsatz von Entzündungshemmern.

Divertikulitis

Mit zunehmendem Alter können in der Dickdarmwand Ausstülpungen entstehen. Grund dafür können eine genetisch oder altersbedingte Bindegewebsschwäche sein und Veränderungen der Nervenzellen in der Darmwand oder der Muskelzellen. Auch ein dauerhaft zu hoher Druck im Darm, wie bei chronischen Verstopfungen, ist ein Risikofaktor. Dann wölbt sich die Darmwand meist im letzten Abschnitt des Dickdarms (Sigma) sackartig nach außen, was sich – von innen betrachtet – als Löcher in der Schleimhaut zeigt. In acht von zehn Fällen sind solche Divertikel nicht weiter besorgniserregend, weil sie keinerlei Beschwerden auslösen. In diesem Fall spricht man von

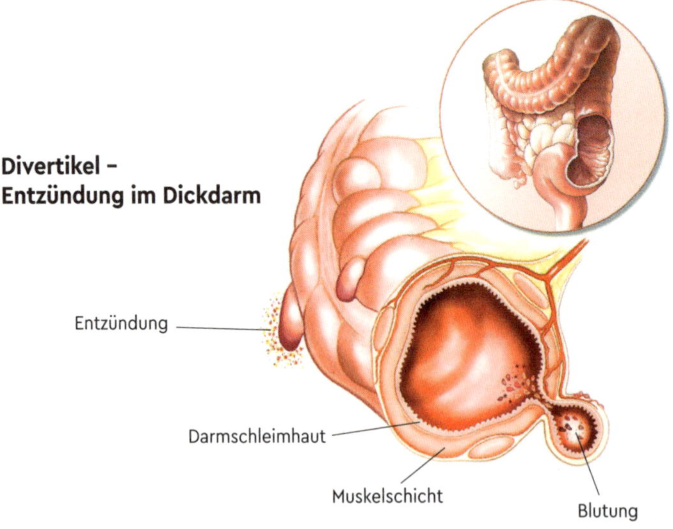

Divertikulose. Probleme treten auf, wenn sich die Divertikel entzünden oder Blutungen verursachen. Meist geschieht dies durch verhärtete Stuhlpartikel, sogenannte Kotsteine, die in den Divertikeln liegen bleiben. Dann spricht man von einer Divertikulitis, die sich häufig durch starke Bauchschmerzen im linken Unterbauch – dort sitzt das Sigma – äußert.

In den meisten Fällen liegt eine akute unkomplizierte Divertikulitis vor, die sich zwar durch mitunter heftige Schmerzen äußert, ansonsten aber keinerlei Komplikationen nach sich zieht. Eine solche Entzündung kann konservativ behandelt werden. Mitunter werden entzündungshemmende Medikamente verschrieben, häufig reichen bereits eine ausreichende Flüssigkeitszufuhr, leicht verdauliche, flüssige Kost, ballaststoffreiche Ernährung und das Vermeiden von Samen und Körnern wie Leinsamen, Sesam oder Kiwi, um die Symptome zu lindern. Allerdings kann dies durchaus mehrere Wochen dauern.

Eine komplizierte Divertikulitis, die mit starken Schmerzen, Fieber oder Blutungen einhergeht, muss hingegen im Krankenhaus behandelt werden. In diesen Fällen ist die Antibiotikagabe unumgänglich, häufig dürfen die Patienten auch nichts essen und werden über Infusionen ernährt. Bessern sich die Beschwerden, kann eine Operation umgangen werden. Diese wird notwendig, wenn Abszesse entfernt werden müssen, Divertikel aufgeplatzt sind oder bereits ein Darmverschluss oder -durchbruch feststellbar ist. Dann muss das betroffene Darmstück entfernt und der Darm wieder zusammengenäht werden.

Eine Divertikulitis ist immer ein Fall für den Arzt, man sollte also nicht versuchen, sie auf eigene Faust oder mit Hausmitteln zu heilen. Ist eine noch unauffällige und beschwerdefreie Divertikulose – meist als Zufallsbefund im Rahmen einer Darmspiegelung – festgestellt worden, kann Entzündungen mit einer gesunden Lebensführung vorgebeugt werden.

- **Regelmäßige Bewegung:** mindestens eine halbe Stunde täglich; am besten sind Ausdauersportarten wie Wandern, Joggen oder Schwimmen.
- **Ausreichend trinken:** mindestens zwei Liter am Tag, am besten Wasser oder Kräutertees
- **Auf Normalgewicht achten:** Übergewicht vermeiden bzw. abbauen
- **Ballaststoffreich ernähren:** Obst, Gemüse und Vollkornprodukte gehören regelmäßig auf den Teller, Weißmehlprodukte und Zucker hingegen reduzieren
- **Körner und Samen vermeiden:** Sesam, Leinsamen oder Sonnenblumenkerne, aber auch die Kerne einer Kiwi können sich in den Divertikeln festsetzen und Entzündungen verursachen.

↘ LEAKY GUT: DER „DURCHLÖCHERTE" DARM

Gesundheit und Krankheit hängen eng mit dem Zustand der Darmwand zusammen. Damit diese – wie wir bereits erfahren haben – Nützliches passieren und in die Blut- und Lymphbahn gelangen lässt, Schädliches aber abwehrt, ist ein Zusammenspiel zwischen eng miteinander verbundenen Zellen in der Darmschleimhaut, einer schützenden Schleimschicht und eines ausgewogenen Darmmikrobioms notwendig. Dieses Dreiergespann bildet die Darmbarriere, einen Schutzwall, der dafür sorgt, dass Nährstoffe und Wasser in den Organismus gelangen können, Schad- und Giftstoffe aber gewissermaßen „draußen" bleiben und dort im besten Fall unschädlich gemacht werden.

Allerdings ist eine intakte Darmbarriere keineswegs selbstverständlich. Schon vor Jahrzehnten sprachen Wissenschaftler erstmals von einer durchlässigen Darmschleimhaut, die in Verdacht stand, in Verbindung mit verschiedensten Unverträglichkeiten und Krankheiten zu stehen. Mittlerweile ist dieses Beschwerdebild recht gut erforscht und man spricht vom Leaky-Gut-Syndrom – vom Englischen *leaky,* was „durchlässig", „undicht" bedeutet, und *gut,* das für den „Darm" steht. Gemeint ist damit eine undichte bzw. löchrige Darmschleimhaut.

Normalerweise stehen die Zellen der Darmschleimhaut dicht an dicht, um nichts in den Körper zu lassen, was dort nur Ärger machen würde. Zusammengehalten werden sie durch eigene Proteine, die sogenannten „Tight Junctions", die die Zwischenräume zwischen den Zellen gut verschließen. Sie fungieren als Schleusenwärter: Sie öffnen sich, um Nährstoffe und Wasser in das Körperinnere zu lassen, und schließen sich, wenn gefährliche Stoffe Einlass begehren. Das wäre der Idealvorgang. Weniger ideal ist, wenn diese „Tight Junctions“ leck sind. Dann nämlich wird die Darmschleimhaut löchrig.

Durch diese Löcher in der Darmschleimhaut gelangen Stoffe in den Körper, die dort nichts zu suchen haben: Partikel von unverdautem Essen, Giftstoffe, Medikamente, Bakterien. Geraten diese Stoffe in den Blutkreislauf, erfolgt eine Aktivierung des Immunsystems, das sich mit einer Entzündungsreaktion gegen die Eindringlinge wehrt. Zugleich werden Antikörper gegen die Fremdstoffe gebildet, die Stoffe freisetzen. Diese Stoffe können sonst zu einer chronischen Entzündung in unserem Körper und zu allergischen Symptomen führen, welche sich im Darm, aber auch auf der Haut oder in der Lunge zeigen. Durch die permanenten Entzündungsreaktionen im Körper leidet die Barrierefunktion des Darmes immer mehr, sodass viele Wissenschaftler über Ursache und Wirkung diskutieren. Oder über die Frage: Was war zuerst? Die Henne oder das Ei? Oder in unserem Fall: Ist der löchrige Darm die Ursache der Entzündungen oder sind die Entzündungen die Auslöser des durchlässigen Darmes?

Die Frage, wie es zu den Löchern in der Darmwand kommen kann, ist mittlerweile Gegenstand von vielen Forschungen. Erste Ergebnisse gibt es bereits, weshalb mittlerweile eine Dysbiose, ein gestörtes Gleichgewicht zwischen den Bakterien des Darmmikrobioms, zu einer der auslösenden Möglichkeiten gezählt wird. Die Darmbakterien bilden, sofern sie funktionstüchtig sind und sofern nicht die schädlichen Bakterien überhandnehmen, einen natürlichen Schutz für die Darmschleimhäute. Im Falle einer Dysbiose wird dieser Schutz löchrig, und die Schleimhäute sind den schädlichen Stoffen von außen schutzlos ausgesetzt: Dazu gehören Antibiotika, Magensäureblocker und Entzündungshemmer, aber auch entzündungsfördernde Lebensmittel wie Gluten, zu viel Milchprodukte, Zucker oder Alkohol im Übermaß und Erreger wie Parasiten oder der Candida-albicans-Pilz. Die Schäden, die diese Stoffe verursachen, begünstigen ein Aufbrechen der genannten „Tight Junctions" und damit das Entstehen des löchrigen Darms.

Mittlerweile gibt es mehrere Studien, die verschiedene Krankheitsbilder mit einer Störung der Darmbarriere in Zusammenhang bringen: Allergien, Nahrungsmittelunverträglichkeiten, Migräne, Stimmungsschwankungen bis hin zu Depression, Reizdarmbeschwerden, Morbus Crohn, chronischer Müdigkeit oder Autoimmunkrankheiten wie Multiple Sklerose, Hashimoto-Thyreoiditis, einer chronischen Entzündung der Schilddrüse, rheumatoider Arthritis oder Psoriasis. Gleichzeitig führen die Verletzungen in der Darmschleimhaut zu Verdauungsproblemen, die mit der Zeit eine Mangelernährung, Entzündungen, ein abnormes Wachstum von Pilzen und krankmachenden Bakterien sowie ein hyperaktives Immunsystem verursachen können.

Mithilfe zweier Untersuchungen kann ein durchlässiger Darm diagnostiziert werden. Eine davon ist der Lactulose-Mannitol-Test: Dabei handelt es sich um zwei Zuckerarten, die über die Dünndarmschleimhaut aufgenommen und mit dem Urin ausgeschieden werden. Lactulose ist dabei das größere Molekül, das bei durchgängiger Darmbarriere nur in geringer Menge aufgenommen und wieder ausgeschieden werden kann. Ist die Darmwand hingegen undicht, ändert sich dies. Beim Test wird zunächst ein entsprechendes Zuckergemisch getrunken und anschließend die Ausscheidung im Urin gemessen. Ausschlaggebend für eine Einschätzung des Zustandes der Darmbarriere ist dabei das Verhältnis der beiden Zuckerarten.

Eine zweite Untersuchung ist eine Blutuntersuchung, wobei der Zonulin-Wert erhoben wird. Dabei handelt es sich um ein Protein, das die „Tight Junctions" lockern kann. Je höher also der Zonulin-Wert im Blut, umso größer ist die Wahrscheinlichkeit für ein Leaky-Gut-Syndrom.

Therapiert wird das Leaky-Gut-Syndrom in erster Linie über die Ernährung, indem entzündungsfördernde Lebensmittel abgesetzt werden, vor allem Gluten und Milchprodukte. Die Schleimbildung wird durch Leinsamen, Flohsamenschalen und Chiasamen unterstützt. Ebenso auf den Tisch sollten Probiotika und Präbiotika kommen, also lebende Mikroorganismen und durch Bakterien fermentierte Lebensmittel wie Sauerkraut sowie ballaststoffreiche Nahrung wie Gemüse, Akazienfasern und Apfelpektin. Sie helfen dabei, eine intakte Darmflora wiederherzustellen. Bei einem Leaky-Gut-Syndrom ebenfalls eingesetzt wird heute die Aminosäure Glutamin, die man in Kapseln in der Apotheke erhält. In vielen Fällen ist auch Zink und Vitamin D hilfreich.

Allerdings: So wie ein Leaky-Gut-Syndrom nicht von heute auf morgen entsteht, so langsam und langwierig ist auch seine Behandlung. Geduld ist gefragt!

↘ REIZDARM

Völlegefühl, Blähungen, krampfartige Bauchschmerzen, Durchfall, Verstopfung: Wer unter einem Reizdarm leidet, der kennt meist die gesamte Palette aller Verdauungsstörungen. Betroffene haben meist jahrelang damit zu tun und sind in ihrer Lebensqualität wirklich eingeschränkt. Deshalb sind die Beschwerden einer der häufigsten Gründe für einen Arztbesuch. Allerdings lässt sich trotz vieler Untersuchungen meist keine organische Ursache dafür finden, weshalb sich Patienten oft recht hilf- und hoffnungslos in die Psychoecke gestellt fühlen.

Dabei ist das Reizdarmsyndrom, oder IBS (Irritable Bowel Syndrome) genannt, mittlerweile als eigenes Krankheitsbild mit ganz spezifischen Merkmalen anerkannt. Betroffene leiden über mindestens drei Monate unter den typischen Symptomen, die durch keine andere organische Ursache oder Krankheit erklärbar sind. Das können Druckgefühle und Krämpfe im Unter- und Oberbauch sein, die sich nach dem Stuhlgang bessern oder auch verschlimmern können, ein hinsichtlich Häufigkeit und Konsistenz veränderter Stuhlgang – Durchfall oder Verstopfung oder beides im Wechsel –, ein aufgeblähter Bauch mit Darmwinden, selbst wenn kaum etwas gegessen wurde, eine äußerst geräuschvolle Verdauungstätigkeit.

Überempfindlich und gereizt: Der Darm ist ein sehr sensibles Organ.

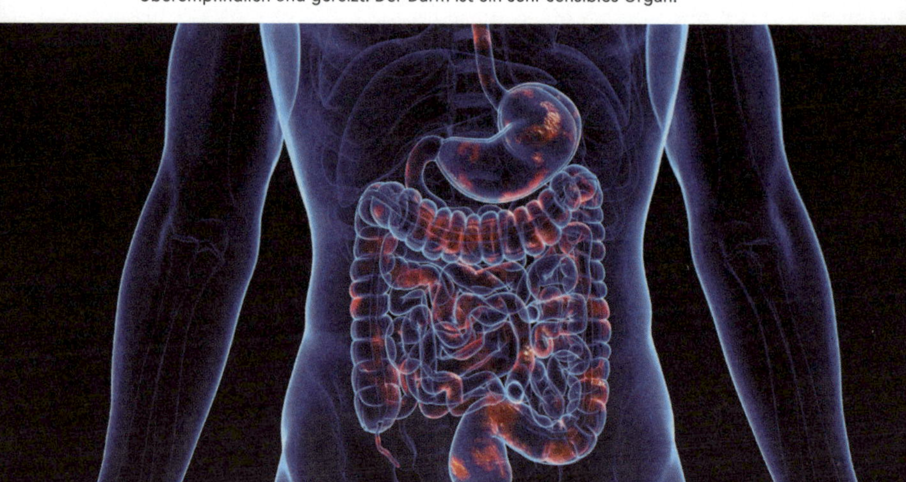

Vier Typen und viele Mischtypen

Je nachdem, welche Beschwerden im Vordergrund stehen, können vier Krankheitstypen unterschieden werden …

- Durchfalltyp
- Verstopfungstyp
- Blähungstyp
- Schmerztyp

Zusätzlich kommen auch Mischtypen vor: Häufig treten diese Beschwerden abwechselnd auf, oft auch Schmerzen, Blähungen, Durchfall und Verstopfung am selben Tag. Zudem leiden alle Reizdarmtypen unter Völlegefühl und haben den Eindruck, dass sich ihr Darm trotz Stuhlgang nie völlig entleert. Wird dann zu Abführmitteln gegriffen, kann dies den Darm noch weiter reizen und die Symptome verstärken.

Die Verdauungsprobleme sind oft derart häufig und unberechenbar, dass Betroffene auch psychisch darunter leiden: Ihre Gedanken kreisen um das Essen und ihre Verdauung, sie ziehen sich zurück, meiden es, bei Freunden oder in Restaurants essen zu gehen, trauen sich kaum mehr ins Kino, ins Theater oder in den Bus, aus Sorge, nicht sofort eine Toilette aufsuchen zu können. Diese Ängste machen dann alles noch viel schlimmer.

Wegen dieser Überempfindlichkeit des Darmes beschäftigen sich Betroffene meist intensiver mit ihrer Ernährung und haben das Gefühl, vieles nicht mehr zu vertragen. Sie lassen dann Gemüse, Obst, Milchzucker, Fleisch oder beispielweise glutenhaltige Lebensmittel weg. Das alles kann zwischenzeitlich tatsächlich zu einer Verbesserung der Symptome führen. Allerdings ist es nie eine endgültige Lösung, sondern führt vielmehr zu einer einseitigen Ernährung und einem noch empfindlicheren Darm.

Was die meisten zur Verzweiflung bringt, ist die Unsicherheit: Man hat Schmerzen, fühlt deutlich, dass es einem schlecht geht, aber man findet kein Gehör. Es wurde ermittelt, dass Reizdarmpatienten im Durchschnitt 15 bis 20 Ärzte oder Therapeuten aufsuchen, bis die richtige Diagnose gestellt wird und der Patient auch bereit ist, sie anzunehmen. Mit dem Begriff „Reizdarm" können nämlich die wenigsten etwas anfangen, sie wollen eine Ursache für ihre Beschwerden hören. Diese aber bleibt oft unklar. Es gibt zwar mittlerweile mehrere Hypothesen, die sind allerdings häufig wissenschaftlich kaum gesichert.

Schwierige Ursachensuche

Angenommen wird, dass bei Reizdarmpatienten die natürlichen Darmbewegungen gestört sind. Diese werden bekanntlich über ein eigenes Nervensystem gesteuert, unserem „Bauchhirn". Dieses wiederum – so wird vermutet – gibt bei Reizdarmpatienten fehlerhafte Anweisungen an die Darmmuskulatur. Die Folge: Sie bewegt sich zu langsam und zu träge, was zu Verstopfung führt, oder zu schnell und zu intensiv, was Durchfall fördert.

Eine weitere Erklärung ist, dass das Nervensystem im Darm viel empfindlicher auf bestimmte Reize reagiert, zum Beispiel Dehnungen durch Gasansammlungen oder Verdauungsbewegungen. Daher dürften das ständige Unwohlsein und die oft quälenden Bauchschmerzen, Darmkrämpfe und Blähungen rühren.

Außerdem hat sich gezeigt, dass Reizdarmpatienten häufig ein verändertes Mikrobiom aufweisen, das unter anderem von längeren Antibiotikakuren herrühren kann: Die Bakterienvielfalt ist verringert, außerdem siedeln sich verstärkt bakterielle „Störenfriede“ im Darm ein. Dies dürfte der Grund dafür sein, dass auch die Darmschleimhaut geschädigt ist: Sie scheint durchlässiger zu sein, weshalb schädliche Substanzen leichter in den Blutkreislauf gelangen können, außerdem aktiviert dies die Abwehrzellen in der Darmschleimhaut, die deshalb dauerhaft leicht entzündet ist.

Ebenso zeigen Erfahrungsberichte von Patienten und Studien, dass hinter den Problemen psychische Faktoren stecken können: Häufig treten die Beschwerden nach seelisch belastenden Situationen auf. Lässt die Anspannung nach, erholt sich auch der Darm. Stress spielt bei Reizdarmbeschwerden eigentlich immer eine Rolle, zumindest als Verstärker, und ist deshalb auch in der Behandlung einer der wichtigsten Ansätze. Außerdem klagen Patienten, die unter Angststörungen oder Depressionen leiden, zusätzlich oft über Reizdarmbeschwerden. Der Zusammenhang zwischen Gehirn und Darm ist uns mittlerweile bekannt: Probleme im Darm beeinflussen unseren Gemütszustand und umgekehrt (siehe Seite 67).

Darüber hinaus dürfte das Erbgut eine Rolle spielen, also eine gewisse genetische Vorbelastung, ebenso wie bestimmte Erkrankungen oder andere medikamentöse Therapien.

Schwierige Diagnose, langjährige Therapie

Weil unterschiedliche Auslöser in Frage kommen, gehören Reizdarmbeschwerden immer auf verschiedenen Ebenen gründlich abgeklärt. Der Weg zur Diagnose ist in der Tat ein sehr beschwerlicher und geht nach dem Ausschlussprinzip vor. Eine Reihe von Untersuchungen dient in erster Linie dazu, andere Ursachen auszuschließen und Auslöser zu identifizieren. So werden Magen- und Darmspiegelungen veranlasst, Blutproben und Stuhlanalysen durchgeführt und auf Nahrungsmittelunverträglichkeiten getestet. Bringen all diese Untersuchungen kein Ergebnis und halten die Beschwerden an, wird die Diagnose Reizdarmsyndrom gestellt.

Ebenso vielfältig wie das Beschwerdebild gestaltet sich auch die Behandlung. Eine erfolgversprechende Therapie gibt es nicht. Außerdem muss man sich vom Gedanken verabschieden, die Beschwerden heilen zu können, sehr wohl aber kann man sie lindern und wieder ein weitgehend beschwerdefreies Leben führen.

Gegen die Schmerzen können Medikamente verschrieben werden. Mittlerweile gibt es ganz spezielle Medikamente für die unterschiedlichsten Reizdarmtypen. Mitunter kommen dabei leichte Antidepressiva zum Einsatz, die in den Serotonin-Stoffwechsel eingreifen. Dies vor allem deshalb, weil viele Betroffene eine lange Leidensgeschichte hinter sich haben, sich mit ihren Beschwerden oft nicht ernst genommen fühlen bzw. diese abgetan werden und sie jahrzehntelang keine Hilfe finden. Dass das deprimiert, ist nur verständlich.

Sehr häufig können ebenso Hausmittel von Mutter Natur helfen. Gute Erfahrungen machen Betroffene beispielsweise mit Pfefferminz- oder

Schwarzkümmelöl, denn die darin enthaltenen ätherischen Öle wirken krampflösend und bewirken eine wohlig entspannende und beruhigende Wirkung auf den Darm – und das ohne Nebenwirkungen.

Genauso müssen es bei Verstopfung, Durchfall und Blähungen nicht immer Medikamente aus dem Apothekerschrank sein, auch hier haben sich Hausmittel bewährt (siehe Seiten 157 und 171). Zur Reizlinderung werden mitunter Akupunktur und Darmhypnose durchaus erfolgreich eingesetzt. Mit einer mehrmonatigen Kur mit Darmbakterien wird das Mikrobiom wieder ins Gleichgewicht gebracht. Sinnvoll ist jedenfalls eine Ernährungsumstellung. So hat sich eine FODMAP-Diät (siehe Seite 128) und Schonkost (siehe Seite 152) gerade bei Reizdarmbeschwerden sehr bewährt. Sie kann die Beschwerden deutlich lindern und wird deshalb von vielen Fachärzten als wichtiger Therapieschritt verordnet. Und schließlich haben sich Verhaltenstherapien bewährt, die darauf ausgerichtet sind, negative Gedankenmuster zu durchbrechen und einen gelasseneren Umgang mit den Darmbeschwerden zu vermitteln. Vielen Patienten helfen Entspannungstechniken wie Yoga oder autogenes Training.

Darauf beruht auch das beste Konzept, das sich in meiner langjährigen Erfahrung mit Reizdarmpatienten herauskristallisiert hat: Eine geduldige Zusammenarbeit über viele Jahre zwischen Arzt, Ernährungsberater, Psychologen und dem Patienten mit seiner Familie (ganz wichtig! Ein Reizdarmsyndrom stellt das gesamte Familienleben vor enorme Belastungen).

↘ DÜNNDARMFEHLBESIEDELUNG

Ähnliche Beschwerden wie beim Reizdarmsyndrom treten bei einer Dünndarmfehlbesiedelung auf. Diese ist häufig Ursache eines gereizten Darmes, was die Diagnose beider Krankheitsbilder nicht unbedingt erleichtert.

Bei einer Dünndarmfehlbesiedelung handelt es sich, wie der Name schon andeutet, um eine bakterielle Überwucherung des Dünndarms. Im Englischen ist von „Small intestinal bacterial overgrowth" die Rede, mit der Abkürzung SIBO, die man auch im deutschen Sprachgebrauch oft antrifft. Wie wir weiter vorne im Buch erfahren haben, ist der Darm das Zuhause von Billionen Darmbakterien, allerdings ist der überwiegende Teil dieser lebenden Mikroorganismen im Dickdarm angesiedelt, wo sie durchaus erwünscht sind und von den unverdaulichen Nahrungsresten leben. Als „Nebenprodukt" stellen sie wichtige Stoffe für den Körper her, unter anderem Vitamine oder Fettsäuren. So weit, so erwünscht. Weniger erwünscht sind die Mikroorganismen allerdings im Verdauungstrakt weiter oben, nämlich im Dünndarm. Damit sie im Normalfall dorthin gar nicht erst gelangen, befindet sich zwischen Dünndarm und Dickdarm eine Klappe, die Ileozäkalklappe, die auch als – nach einem Schweizer Mediziner und Anatomen benannt – Bauhin-Klappe bekannt ist. Sie sorgt dafür, dass Nahrungsreste, die einmal in den Dickdarm gelangt sind, nicht mehr den Rückwärtsgang einlegen können. Dies gilt auch für die Bakterien, deren Revier der Dickdarm bleiben soll.

Bei einer Dünndarmfehlbesiedelung findet man ungewöhnlich viele Darmbakterien in diesem Teil des Verdauungsapparates und vor allem ungewöhnlich viele Darmbakterien, die eigentlich darauf ausgerichtet sind, Nahrungsreste zu vergären und zu fermentieren. Zu viele Bakterien am falschen Ort! Diese gehen nun im Dünndarm ihrer Arbeit nach und beginnen den für die Aufnahme in den Körper bestimmten Nahrungsbrei zu fermentieren. Die dabei entstehenden Gase führen zu den häufigsten Beschwerden einer SIBO, nämlich Blähungen, Völlegefühl, Blähbauch und Bauchschmerzen. Was nämlich im Dickdarm, der extrem dehnbar ist, nahezu kein Problem darstellt, stellt den Dünndarm vor eine Herausforderung: Er reagiert auf Dehnungen sehr empfindlich. Mitunter schädigen die Bakterien außerdem die Darmschleimhaut, die dadurch durchlässiger für Schadstoffe und größere Nahrungsbrocken wird (Leaky Gut) sowie großflächige Entzündungen im Körper zur Folge haben kann. Auch eine Mangelernährung kann sich einstellen, wenn wichtige Nährstoffe nicht mehr ausreichend über die Darmwand in den Körper aufgenommen werden. Betroffene sind deshalb häufig abgeschlagen und müde.

Die Ursachen für die bakterielle Überwucherung des Dünndarms können vielfältig sein: Naheliegend ist eine nicht mehr einwandfrei funktionierende Bauhin-Klappe. In Frage kommt aber ebenso ein fehlerhaftes Reinigungsprogramm: Nach erfolgter Verdauungstätigkeit werden Magen und Dünndarm in einer Art Selbstreinigungsprogramm durchspült und von hängen gebliebenen Nahrungsbestandteilen, Schadstoffen und Bakterien gereinigt. Geschieht dies nicht, verbleiben Bakterien im Dünndarm, wo sie sich vermehren können. Auch eine Störung bei der Produktion der Verdauungssäfte – geringe Menge oder/und geringe Qualität – und in der immunologischen Abwehr im Dünndarm können eine Fehlbesiedelung zulassen. All dies stellt sich manchmal nach Operationen, Magen-Darm-Infekten oder infolge langer Medikamenteneinnahme ein.

Begünstigt wird eine Fehlbesiedelung des Dünndarms außerdem durch einen trägen Darm. Je länger der Nahrungsbrei im Dünndarm verweilt, umso größer ist das Risiko für eine bakterielle Fehlbesiedelung. Das gilt auch für Transportstörungen, die auftreten können, wenn ein Teil des Darms aufgrund eines Tumors entfernt werden musste.

Diagnostiziert wird eine SIBO über den klassischen Atemtest wie bei einer Laktose- oder einer Fruktoseintoleranz. Man misst dabei den Gehalt an Wasserstoff und Methan, beides Gase, die beim Vergären der Nahrungsbestandteile produziert werden. Je nachdem, wie schnell oder langsam nach einer Mahlzeit bestimmte Werte dieser Gase in der Ausatemluft erreicht werden, kann eine Aussage darüber getroffen werden, ob die Vergärung im Dünndarm oder im Dickdarm stattfindet.

Bei der Therapie muss zunächst die zugrundeliegende Störung behoben werden. In einem zweiten Schritt wird über die Ernährung eingegriffen. Bewährt hat sich – wie beim Reizdarm – eine FODMAP-freie Ernährung. Die Darmbakterien müssen gewissermaßen ausgehungert werden. Nachdem sie sich vorzugsweise auf Kohlenhydrate und Zuckermoleküle stürzen, gilt es diese zu meiden. Um die Darmbakterien sowohl örtlich als auch in ihrer Anzahl wieder ins Gleichgewicht zu bringen, werden zudem meist Probiotika und Präbiotika verordnet.

↘ DARMKREBS (KOLON- ODER REKTUMKARZINOM)

Wenn es im Darm drückt und schmerzt, haben viele Angst vor Darmkrebs. Gott sei Dank ist aber nicht jedes Zwicken gleich ein Hinweis auf einen Tumor. Er ist eine der selteneren Diagnosen bei Bauchschmerzen. Aber trotzdem sollte man die Vorsorge sehr ernst nehmen. Denn der Darmkrebs gehört zwar zu den häufigsten Krebsarten in der westlichen Welt, aber auch zu jenen Tumoren, für die es ein zuverlässiges Vorsorge- und Früherkennungsprogramm gibt.

Beim Darmkrebs handelt es sich meist um einen bösartigen Tumor im Dickdarm (Kolon) oder End- bzw. Mastdarm (Rektum), seltener treten bösartige Wucherungen im Dünndarm oder im Analbereich

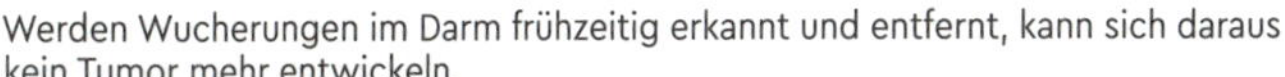
Werden Wucherungen im Darm frühzeitig erkannt und entfernt, kann sich daraus kein Tumor mehr entwickeln.

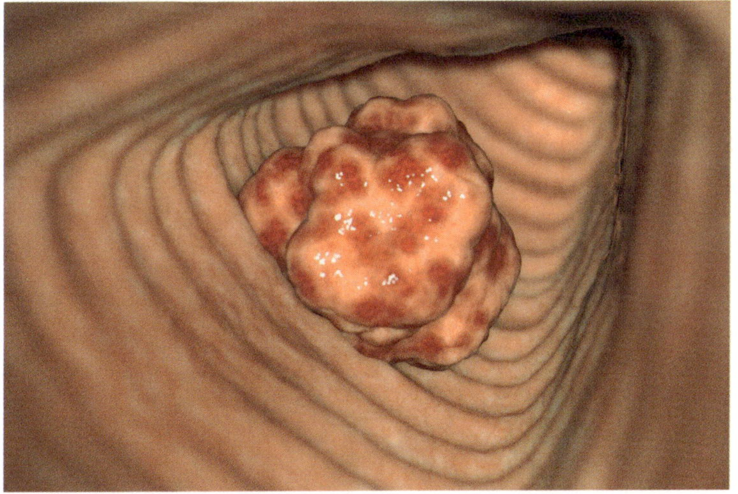

auf. Die meisten Krebsformen des Darmes entwickeln sich aus den Drüsenzellen der Darmschleimhaut, die sich innerhalb weniger Tage erneuern. Mit zunehmendem Alter kommt es beim normalen Zellteilungsprozess häufiger zu Fehlern beim Kopieren der Zellinformationen. Dies kann dazu führen, dass Zellen entarten, zu wuchern beginnen und daraus ein Tumor entsteht.

Eine gutartige Wucherung der Darmschleimhaut sind Polypen, sogenannte Adenome. Sie zeigen sich als kleine Verdickungen bzw. Vorwölbungen der Darmschleimhaut. Die meisten dieser Polypen bleiben unauffällig und ungefährlich, doch ein kleiner Teil von ihnen kann sich im Laufe der Jahre verändern und Krebszellen bilden.

Die „stille" Wucherung

Das Tückische am Kolon- oder Rektumkarzinom ist, dass es lange Zeit keine Beschwerden verursacht oder nur sehr unspezifische. Neben Bauchschmerzen können veränderte Gewohnheiten beim Toilettengang, also die Häufigkeit und Tageszeit, ein Anzeichen für Darmkrebs sein. Ebenso häufige Verstopfungen oder Durchfälle und dunkel gefärbter Stuhl. Fortgeschrittenere Symptome sind Übelkeit, Appetitlosigkeit und unerklärlicher Gewichtsverlust. Allerdings sind auch das nicht sehr spezifische Symptome, die gleichermaßen auf Hämorrhoiden oder eine entzündliche Darmerkrankung hinweisen können. Deshalb ist es umso wichtiger, solche Beschwerden im Zweifel abklären zu lassen.

9 von 10 Darmkrebspatienten können geheilt werden, wenn der Tumor frühzeitig erkannt wird.

Weil das Risiko für Darmkrebs mit dem Alter steigt, wird eine regelmäßige Vorsorge ab 50 Jahren empfohlen: Viele Gesundheitssysteme bieten allen 50- bis 69-jährigen Männern und Frauen im Rahmen eines Screenings kostenlos einen Stuhlbluttest an. Er ist eine wichtige Vorsorgemaßnahme, um Zellveränderungen frühzeitig erkennen und gutartige Polypen, die sich zu einem bösartigen Krebsgeschwür entwickeln können, rechtzeitig entfernen zu können.

Ein Zeichen, das auf einen Darmpolypen oder Tumor hinweist, ist nämlich eine Blutung im letzten Darmtrakt, wobei schließlich auch Blut im Stuhl zu finden ist. Die Untersuchung im Rahmen der Vorsorge spürt verstecktes Blut im Stuhl bereits in geringen Mengen auf, die mit bloßem Auge nicht gesehen werden. Sie ist damit eine der effizientesten Strategien zur Vorsorge gegen Dickdarmkrebs. Geschätzt wird, dass neun von zehn Darmkrebspatienten geheilt werden können, wenn der Tumor frühzeitig erkannt wird.

Wird verstecktes Blut im Stuhl gefunden – dies trifft bei etwa fünf Prozent der Untersuchungen zu – wird der Betreffende zu einer Darmspiegelung eingeladen. Bei dieser Koloskopie genannten Untersuchung checken Ärzte mithilfe eines Endoskops das Innere des Darms (siehe Seite 210). Werden Gewebewucherungen entdeckt, die verdächtig erscheinen, können sie im Rahmen der Koloskopie gleich entfernt werden. Damit kann meistens verhindert werden, dass sich ein Darmkrebs entwickelt.

Mit einem negativen Stuhltest – also wenn kein Blut im Stuhl festgestellt wird – sollte man sich allerdings nicht in falscher Sicherheit wiegen. Nicht alle Polypen oder Tumoren bluten. Deshalb empfiehlt es sich, gerade wenn man Risikofaktoren aufweist, ab dem 50. Lebensjahr eine Darmspiegelung durchführen zu lassen.

Risiko Lebensstil und Veranlagung

Zu den wichtigsten Risikofaktoren für die Entstehung des Dickdarm-/Mastdarmkrebses zählen eine unausgewogene Ernährung (arm an Ballaststoffen, hoher Kaloriengehalt, reich an tierischen Fetten), Alkoholmissbrauch, Tabakkonsum, die Einnahme bestimmter Medikamente, langjährige chronisch entzündliche Darmerkrankungen wie Colitis ulcerosa, zu geringe körperliche Bewegung, Übergewicht und eine besondere familiäre Belastung. Ist ein naher Verwandter, also ein Elternteil, ein Bruder, eine Schwester oder ein Kind an Darmkrebs erkrankt, dann steigt die Wahrscheinlichkeit, selbst einen bösartigen Tumor im Darm zu entwickeln, auf das Doppelte. Das Risiko erhöht sich zusätzlich, wenn mehrere Erkrankungsfälle in der Familie aufgetreten sind oder ein naher Verwandter bereits vor dem 55. Lebensjahr erkrankt ist.

Auch zwei erbliche Formen von Darmkrebs sind bekannt: das hereditäre nicht-polypöse Kolonkarzinom (HNPCC/Lynch-Syndrom) und die familiäre adenomatöse Polyposis (FAP). In beiden Fällen ist das Risiko, dass sich Polypen und daraus folgend Karzinome im Darm entwickeln, bereits in jungen Jahren stark erhöht. Die Wahrscheinlichkeit, dass die entsprechenden Genmutationen von Eltern auf das Kind weitergegeben werden, liegt bei 50 Prozent.

Wie bereits angedeutet, nimmt die Häufigkeit von Darmkrebs mit dem Lebensalter zu: Vor allem zwischen dem 50. und 70. Lebensjahr entwickelt sich Darmkrebs sehr häufig. Nur zehn von 100 Erkrankten sind jünger als 55 Jahre alt. Noch untersucht wird, welche Rolle das Darmmikrobiom bei Krebserkrankungen spielt. Forschungen stellten fest, dass Darmkrebspatienten eine weniger vielfältige

Darmbakterienwelt aufweisen als gesunde Menschen. Auch die Häufigkeit bestimmter Bakterienarten unterschied sich. Allerdings ist noch nicht letztlich geklärt, ob diese Bakterienzusammensetzung Krebs begünstigt oder ob sie durch den Krebs entstanden ist.

Von Operation und Chemotherapie

Wird bei der Koloskopie ein bösartiger Tumor entdeckt, ist die Therapie von Größe, Lage und Wachstumsgeschwindigkeit abhängig sowie vom Umstand, ob der Tumor bereits zu streuen begonnen und andere Organe befallen hat. Entschließt sich der behandelnde Arzt, den Tumor zu entfernen, so geschieht dies im Zuge einer Operation, bei der die bösartige Wucherung mitsamt Lymphgefäßen, Lymphknoten und versorgenden Blutgefäßen entfernt wird. Besondere Vorsicht ist bei einem solchen Eingriff geboten, wenn sich der Tumor im Enddarm befindet und der Schließmuskel erhalten bleiben soll. Deshalb wird häufig versucht, den Tumor zunächst über eine Chemo- oder Strahlentherapie so weit zu verkleinern, dass er schonender entfernt werden kann. Ist dies nicht möglich, muss ein künstlicher Darmausgang gelegt werden, der lebenslang erhalten bleibt.

Chemotherapie und/oder Bestrahlung werden auch gewählt, wenn der Tumor bereits Metastasen gebildet hat und andere Organe mitbetroffen sind. Mitunter ist dies die Therapie der Wahl, um eine weitere Ausbreitung und Wachstum des Tumors zu verhindern sowie die Lebensqualität des Patienten – ohne Operation – möglichst lange zu erhalten. Neuerdings werden in bestimmten Fällen der Tumorbekämpfung auch nebenwirkungsarme Immuntherapien eingesetzt, die das körpereigene Immunsystem stimulieren sollen, die Tumoren selbst anzugreifen und zu zerstören.

VON ARZT UND APOTHEKER:

Wie die Medizin helfen kann

↘ DARMSANIERUNG – DER SCHLÜSSEL ZU EINEM GESÜNDEREN LEBEN

Ernährung, Lebensstil, Krankheiten und Medikamente setzen unseren Verdauungsorganen und speziell unserem Darmmikrobiom im Laufe der Jahre arg zu. Darunter leidet die Gesundheit, aber auch unser Wohlbefinden. Was liegt also näher, als das Übel an der Wurzel zu packen und bei der Bakterienwelt in unserem Darm anzusetzen. Darmsanierung nennt sich die Therapieform, und sie hat in der Tat einiges mit der Wiederherstellung zu tun, die man vom Begriff aus dem Bauwesen kennt: Es geht nämlich um die Wiederherstellung unseres natürlichen Darmmikrobioms, also eine Idealbesiedelung unserer Verdauungsorgane.

Für mich als Arzt, der sich schon lange mit dem Thema der Darmsanierung beschäftigt, ist es zunächst immer wichtig zu wissen, wie sich das Mikrobiom und die Darmflora des Patienten und der Patientin zusammensetzt. Dazu gibt es spezielle Stuhlproben. Ebenso benötigt werden aber viel Erfahrung und eine gute Erklärung. Denn die Antworten der Labors mögen zwar genaue Aufschlüsselungen von Werten ergeben, aber diese müssen erst in eine verständliche Sprache umgewandelt werden, damit die Botschaft auch beim betroffenen Patienten ankommt. Das sollte nur Experten auf diesem Gebiet zugetraut werden. Die Darmsanierung ist nämlich eine eigene Kunst in der Medizin.

Erster Schritt: Darmreinigung

Dem Wiederaufbau eines ausgewogenen Darmmikrobioms, das allen seinen Aufgaben wieder nachkommen kann, geht oft eine Darmreinigung voraus. Dabei wird der Darm mit Abführmitteln oder Einläufen durchgespült und auf diese Weise gereinigt. Sämtliche Mikroorganismen – gute wie schlechte – werden aus dem Darm geschwemmt, ebenso Giftstoffe, Ernährungs- und Stuhlrückstände. Sowohl Einläufe als auch Abführmittel können – nach ärztlicher Anleitung – auch zu Hause durchgeführt werden, was zum Beispiel im Vorfeld einer Darmspiegelung (Koloskopie) notwendig ist. Denn nur wenn der Darm völlig entleert ist, kann er über das Endoskop vom Arzt eingesehen werden (siehe Seite 210). Eine Form des Einlaufs, den nur Ärzte oder Heilpraktiker durchführen dürfen, ist die Colon-Hydro-Therapie. Dabei werden mit einem speziellen Darmspülgerät größere Mengen an lauwarmem Wasser über den After in den Dickdarm eingeführt. Gleichzeitig wird die Bauchdecke sanft massiert, um das Ablösen von Rückständen von der Darmschleimhaut zu unterstützen. Das eingeführte Wasser wird in regelmäßigen Abständen wieder entleert. In professionelle Hände gehört diese Darmreinigung deshalb, weil das Wasser nicht mit zu hohem Druck in den Darm fließen darf, um nicht innere Verletzungen zu provozieren. Außerdem muss das Wasser keimfrei sein, um Infektionen zu vermeiden.

Wesentlich gezielter kann man eine Darmreinigung mit Magnesiumperoxid durchführen, das nur in der Apotheke erhältlich ist. Damit wird vor allem die Zahl der sauerstoffempfindlichen Bakterien, die sogenannten Anaerobier, merklich reduziert. Sie sind es, die häufig für Darmbeschwerden wie Blähungen und Bauchkrämpfe sorgen. Diese Kur dauert in der Regel nicht länger als zehn Tage und beruht auf folgendem Prinzip: Die meisten Anaerobier fressen gerne Magnesium. Beim Magnesiumperoxid ist also ihre Lieblingsspeise dabei. Das Peroxid allerdings wirkt wie ein Desinfektionsmittel und eliminiert die unerwünschte Übermacht an Anaerobiern.

Inwieweit sich eine Darmreinigung wirklich positiv auf unser Darmmikrobiom auswirkt, muss erst noch wissenschaftlich erforscht werden. Klar ist jedenfalls, dass die „Hochdruckreinigung" die Bakterienwelt gehörig durcheinanderwirbelt und stark dezimiert. Extrem regenerationsfähig wie sie ist, erholt sie sich aber relativ schnell wieder von einem derartigen Eingriff. Reizdarmpatienten berichten mitunter von einer deutlich ruhigeren Zeit nach einer Darmreinigung.

Zweiter Schritt: Die richtigen Darmbakterien

Allein mit dem Durchspülen ist es meist nicht getan. Eine Darmsanierung beinhaltet ebenso einen Wiederaufbau des Darmmikrobioms. Dieser erfolgt über die Gabe von Probiotika, also lebenden Mikroorganismen, die über Tabletten, Kapseln, Tropfen oder Pulver eingenommen werden. Die entsprechenden Produkte sowie die Dauer der Einnahme kennt der behandelnde Arzt. Meist reichen probiotische Lebensmittel, wie es fermentierte Produkte wie Sauerkraut oder Joghurt sind (siehe Seite 81), bei einem kompletten Aufbau des Darmmikrobioms nicht aus. Sie können die Einnahme entsprechender Produkte aber unterstützen.

Die bekanntesten Bakterien, die zur Darmsanierung eingesetzt werden, sind Laktobazillen und Bifidobakterien. Sie haben ein breites Wirkungsspektrum und sind für unseren Darm eine wichtige

Grundlage. Allerdings sind sie bei über 1500 Arten von Darmbakterien bei Weitem nicht die einzigen.

Es ist nicht unerheblich, welche Bakterien man bei einer Darmsanierung zuführt. Vergleichbar mit einem Garten: Hier ist nicht wetterunabhängig, ob ich meine Blumen gieße oder nicht. Bei Sonne ist es wichtig, bei Regen benötige ich das zusätzliche Wasser nicht. Einfach blind zu gießen – oder eben ein Produkt mit irgendwelchen Darmbakterien einzuwerfen –, halte ich für wenig zielführend. Bestimmte Beschwerden können sich durch die Gabe falscher Bakterien nämlich durchaus verschlechtern.

Dazu kommt, dass wir nicht alle Bakterien zuführen können. Einige sind so empfindlich, dass sie – selbst wenn sie in magensaftresistenten Kapseln geschluckt werden – das Zielorgan Dickdarm gar nie erreichen könnten oder nur in sehr geringer Menge. Andere Bakterienstämme können wir nur füttern und hoffen, dass sie wachsen.

Heute gehen wir davon aus, dass nicht nur die Zahl der lebendigen Bakterien eine Rolle spielt, sondern möglicherweise auch immunologische Reaktionen: Es braucht nicht immer eine große Anzahl lebendiger Keime, die geschluckt werden. Manchmal genügt es auch, wenn nur Teile von Darmbakterien verabreicht werden, die in der Lage sind, bestimmte Botenstoffe aus dem oberen Dünndarm loszuschicken und im Dickdarm den gewünschten Reiz für die Vermehrung der Bakterien auszulösen.

Eine eigene Form der Darmsanierung ist die Stuhltransplantation: Hier kann man die gewünschten Bakterien direkt im Dickdarm platzieren (siehe Seite 206).

Unterstützend für die Wiederansiedelung der richtigen Darmbakterien wirkt reichlich Flüssigkeit. Es versteht sich nach Lektüre dieses Buches von selbst, dass dies keine gesüßten, meist kohlenhydratreichen Säfte sein sollten, sondern am besten Leitungswasser oder ungesüßte Tees. Auch Zuckerreiches und Weißmehlprodukte sollten in dieser Zeit am besten gemieden werden. Stattdessen sollte ballaststoffreiche Kost auf den Speiseplan, in erster Linie unverdauliche Ballaststoffe – die Präbiotika –, die unseren Darmbakterien als Futter dienen.

Und schließlich geht es bei einem Wiederaufbau des Darmmikrobioms vor allem darum, ein darmfreundliches Lebensumfeld zu schaffen. Wie wir bereits gehört haben, bedeutet das möglichst wenig Stress, regelmäßige Bewegung, kein Nikotin und keine Drogen, mäßig Alkohol und so wenig Medikamente wie möglich.

↘ STUHL-SPENDE FÜR DIE DARMSANIERUNG

So mancher wird die Nase rümpfen ob dieser doch etwas eklig klingenden Methode zur Darmsanierung: Einem krankhaften Ungleichgewicht im Darmmikrobiom wird nicht mit Medikamenten zu Leibe gerückt, sondern mit einem Heer an „guten" Darmbakterien – durch Übertragung des Stuhls eines darmgesunden Spenders in den Darm eines kranken Patienten. Stuhltransplantation oder fäkale Mikrobiom-Transplantation (FMT) nennt sich das Verfahren, das sich zwar alternativmedizinisch anhört, aber längst Eingang in die Schulmedizin gefunden hat. Vor allem bei einer Clostridium-difficile-Infektion kann diese Therapieform erstaunliche und mittlerweile auch wissenschaftlich bestätigte Erfolge aufweisen.

Obwohl die Stuhltransplantation erst seit den 2000er-Jahren von der Schulmedizin angewandt und erforscht wird, so ist das Verfahren keineswegs neu, sondern vielmehr wiederentdeckt worden. Bereits 1697 beschrieb der deutsche Arzt Christian Franz Paullini im Buch „Heilsame Drecksapotheke", wie Durchfallerkrankungen durch die Einnahme von Kot behandelt werden können. In einem chinesischen Lehrbuch wurde eine ähnliche Vorgangsweise bereits im 4. Jahrhundert beschrieben. Im 20. Jahrhundert war von einer Stuhltransplantation erstmals wieder 1958 die Rede, als in den Vereinigten Staaten einem Patienten damit vermutlich das Leben gerettet wurde. Dennoch blieb es viele weitere Jahrzehnte ein weitgehend unbeachtetes Verfahren, das lediglich von einigen wenigen Ärzten angewandt wurde. Das änderte sich erst Anfang der 2010er-Jahre. Mit einer Studie in der renommierten Fachzeitschrift *The New England Journal of Medicine* rückte die Transplantation von Stuhl – im wissenschaftlich untersuchten Fall erfolgte die Transplantation nicht retrograd über den After in den Dickdarm, sondern antegrad über eine Nasensonde in den Dünndarm – in das Bewusstsein der Schulmediziner.

Gesunden Bakterienmix spenden

Ziel einer Stuhltransplantation ist es, einen Patienten mit bakteriellem Ungleichgewicht im Darmmikrobiom den Bakterienmix eines Gesunden einzupflanzen – aus dem Stuhl des Gesunden. Der möglichst frische Stuhl wird dabei in einer Kochsalzlösung aufgelöst, grobe Anteile werden ausgefiltert und dann als weitgehend klare Flüssigkeit in den Darm des Patienten eingeführt – meist im Rahmen einer Darmspiegelung in den Dickdarm, möglich ist aber auch eine Übertragung über eine Nasensonde in den Dünndarm. Mittlerweile gibt es außerdem die Möglichkeit, das gesunde Darmmikrobiom des Spenders in Kapselform oral zu sich zu nehmen.

An Ort und Stelle angelangt, soll die Stuhlspende den Aufbau eines gesunden Darmmikrobioms anstoßen und unterstützen. Im Vergleich zu Präparaten mit Verdauungsbakterien – ob Joghurtbakterien in entsprechenden Lebensmitteln oder gezüchtete Bakterien in Kapselform – erhält man durch den Stuhl eines gesunden Menschen eine ausgewogene und bereits erfolgreich arbeitende Bakteriengemeinschaft und nicht nur einen einzigen Bakterienstamm, der von der Stammbesetzung im Darm häufig bekämpft wird.

Heilung bei Clostridien-Infektion

Erstaunliche Erfolge erzielt die Stuhltransplantation bei der Bekämpfung des Bakteriums Clostridium difficile. Es gehört zu jenen Bakterien im Darm, die einerseits schwere Probleme verursachen können, andererseits sehr schwer zu bekämpfen sind. Längere Therapien mit Antibiotika führen, wie wir bereits erfahren haben, zu einer veränderten Zusammensetzung des Darmmikrobioms. In der Folge kann sich das Bakterium Clostridium difficile in ungewöhnlicher Weise vermehren. Die Giftstoffe, die das Bakterium ausscheidet, führen zu Entzündungen, die sich beim Betroffenen durch anhaltende Durchfälle bemerkbar machen. Die Entzündung führt auf längere Sicht auch zu einer Schwächung der Darmwände und damit der Schutzbarriere zwischen Verdauungstrakt und restlichem Organismus. Gelangen dadurch Bakterien in den Blutkreislauf, können sie dort eine massive Infektion auslösen, eine Sepsis, die mitunter tödlich enden kann.

Herkömmliche medikamentöse Therapien zeigen in vielen Fällen keinen bzw. nicht den gewünschten Erfolg. Meist werden Antibiotika verschrieben, die allerdings wieder das schon angegriffene Darmmikrobiom schädigen. Selbst wenn sich das Clostridium-difficile-Bakterium zurückdrängen lässt, kommt es in der Folge häufig wieder. Je öfter Antibiotika-Kuren verschrieben werden, umso höher ist die Rückfallquote. Eine Stuhltransplantation zeigt in diesem speziellen Fall überzeugende Erfolge: Bei bis zu 95 Prozent erfolgt eine Heilung der Entzündung. Bereits nach wenigen Tagen verschwanden bei vielen Patienten die Symptome vollständig.

Ebenfalls erfolgreiche Erfahrungsberichte gibt es bei den chronischen entzündlichen Darmkrankheiten Morbus Crohn und Colitis ulcerosa. Auch bei allen weiteren Erkrankungen, die auf ein gestörtes Darmmikrobiom zurückzuführen sind bzw. damit in Zusammenhang stehen könnten, könnte die Stuhltransplantation eine erfolgversprechende Therapie sein. Erste Studien gibt es bereits, die zeigten, dass Verbesserungen bei Reizdarmsyndrom, bei Insulinresistenz oder auch beim chronischen Erschöpfungssyndrom möglich sind. Für eine ausdrückliche Empfehlung sind die Forschungen derzeit zu wenig weit fortgeschritten, was sich aber noch ändern kann und wird.

Mit Vorsicht zu genießen

Was Forschungen jedoch schon ans Tageslicht brachten, ist, dass sich im Darm des Patienten jene Bakterienstämme am besten ansiedeln, die bereits vorher dort lebten. Ähnlich wie bei einer Organtransplantation ist also die Kompatibilität zwischen Spender und Empfänger wichtiger, als bisher angenommen. Das spricht für einen Spender aus dem engeren Umfeld des Empfängers, der den gleichen Lebensraum und die gleichen Umwelteinflüsse mit ihm teilt und folglich ein ähnliches Mikrobiom aufweist: ein Familienmitglied oder der Partner.

Seinen Stuhlspender besser zu kennen, hat noch einen weiteren entscheidenden Vorteil. Wie wir bereits erfahren haben, beeinflussen unsere Darmbakterien auch unsere Psyche. So gibt es Beispiele, in denen Patienten nach einer Stuhltransplantation plötzlich an depressiven Verstimmungen litten. Deshalb ist bei einer Stuhltransplantation auch Vorsicht geboten. Obwohl die Bakterienwelt in uns mittlerweile schon sehr gut erforscht ist, ist letztendlich noch nicht klar, was Darmbakterien in unserem Körper alles bewirken und mitunter auslösen können – im Guten wie im Schlechten.

↘ KOLOSKOPIE

Unser Darm macht, wie wir auf den vorhergehenden Seiten erfahren haben, auf verschiedenste Weise auf sich aufmerksam. Wie es aber in den Verdauungsorganen wirklich ausschaut, das erfährt man erst durch eine Darmspiegelung, in der Medizin Koloskopie genannt. Sie ist nicht nur ein Diagnoseinstrument, sondern dient außerdem der Entnahme von Gewebeproben und der Entfernung von Gewächsen, zum Beispiel Polypen.

Die Darmspiegelung ist die wichtigste Untersuchung zur Früherkennung von Darmkrebs. Da die Vorsorgeuntersuchung anhand eines Stuhlbluttests (siehe Seite 197) nicht immer ausreicht, weil nicht jede Zellveränderung auch Blut absondert, wird gerade

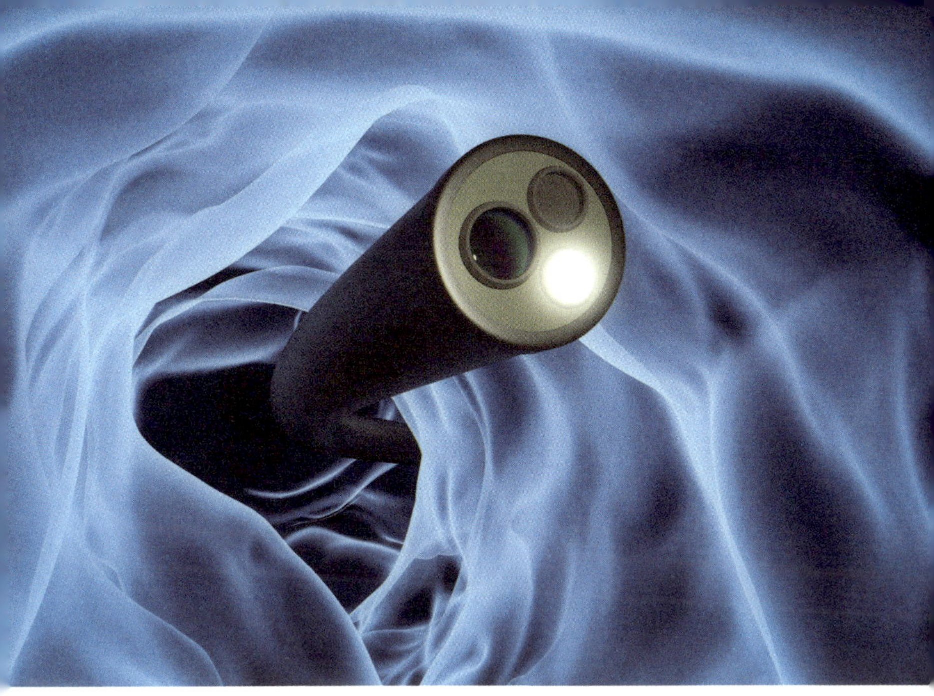

Licht ins Dunkel bringt ein Endoskop, das in den Darm eingeführt wird.

Risikopatienten, also Menschen, in deren Familie Darmkrebs aufgetreten ist, zu einer Darmspiegelung geraten.

Bei der Koloskopie checken Ärzte mithilfe eines Endoskops das Innere des Darms. Dafür wird ein etwa ein Zentimeter breiter und 1,5 Meter langer, biegsamer Schlauch über den After in Richtung Magen geschoben. Obwohl dies mit den heutigen medizinischen Geräten fast schmerzlos vonstattengeht, wird der Patient meist in einen Dämmerschlaf versetzt. Das erspart ihm nicht nur Schmerzen, sondern vor allem den psychischen Stress.

15–45 Minuten im Dämmerschlaf

An dem in den Darm eingeführten Ende des Schlauchs sind Lampe und Kamera befestigt, am anderen außerhalb des Körpers bleibenden

Ende ist der Schlauch mit einem Monitor verbunden. Dort zeigt sich dem untersuchenden Arzt das Innenleben unseres Dickdarms mitsamt dem unteren Teil des Dünndarms. Im Falle von verdächtigen Stellen werden über den Schlauch winzige Zangen oder Schlingen in den Darm geschoben und sofort Gewebeproben entnommen oder Polypen entfernt. Da sich daraus mitunter ein Tumor entwickeln kann, wird dies mit der frühzeitigen Entfernung verhindert. Nach 15 bis 45 Minuten ist die Darmspiegelung in den meisten Fällen beendet, und der Patient wird wieder „aufgeweckt".

Um die Darmwände besser sehen und beurteilen zu können, wird Luft oder ein ungefährliches Gas in den Darm geblasen. Außerdem ist eine entsprechende Vorbereitung des Darms notwendig, da er bei der Untersuchung möglichst rein sein muss. Der Patient nimmt ein Abführmittel ein, und bereits mehrere Tage vor der Untersuchung sollte auf körnerhaltige sowie ballaststoffhaltige Kost verzichtet werden. Vor allem am Tag und in den Stunden vor der Koloskopie dürfen nur mehr eine leichte Brühe und viel Flüssigkeit aufgenommen werden.

Das leichte Narkosemittel kann dazu führen, dass sich der Patient nach der Koloskopie schwindelig fühlt oder Herz-Kreislauf-Probleme bekommt. Etwas unangenehm kann das Entweichen der Luft bzw. des Gases sein, das für die Untersuchung in den Darm gepumpt wurde.

Eine Darmspiegelung wird vor allem bei familiärer Veranlagung und Risikofaktoren für Darmkrebs sowie allen ab dem 50. Lebensjahr geraten. Ob und wann die Untersuchung wiederholt werden soll, hängt vom Ergebnis der ersten Koloskopie ab und wird vom behandelnden Arzt empfohlen. Dringend angeraten ist eine Darmspiegelung auch bei Blut oder Schleim im Stuhl, bei Stuhlunregelmäßigkeiten, hartnäckigen Durchfällen, Bauchschmerzen und auch, wenn das Screening auf okkultes Blut im Stuhl (Stuhlbluttest) ein positives Testergebnis erbringt.

Gastroskopie in umgekehrter Richtung

Ähnlich funktioniert im Übrigen die Gastroskopie. Dafür wird der weiche, biegsame Schlauch mit der Kamera an einem Ende aber über den Mund eingeführt und über die Speiseröhre Richtung Magen geschoben. Um die Untersuchung angenehmer zu gestalten, wird der Rachen mit einem Spray betäubt oder der Patient ähnlich wie bei der Darmspiegelung in einen Dämmerschlaf versetzt. Über die Kamera, die Bilder auf einen Monitor liefert, können Magenschleimhautentzündungen und Geschwüre sowie Tumoren im Magen und Zwölffingerdarm abgeklärt werden. Wie bei der Darmspiegelung können über das Endoskop Luft und Gas zum Aufblasen des Magens abgegeben werden, ebenso werden bei Bedarf über Zangen und Schlingen Gewebeproben entnommen und Polypen entfernt.

Die etwa zehn bis 15 Minuten dauernde Untersuchung wird durchgeführt bei Magenbeschwerden, anhaltender Übelkeit oder Sodbrennen, Magenschmerzen, Schluckstörungen, unklarem Gewichtsverlust, bei Blutungen, die über den Stuhl sichtbar werden und nicht über eine Darmspiegelung abgeklärt werden können, oder zur Kontrolle nach einer Magenoperation. Auch vor einer Magenspiegelung darf mehrere Stunden vorher nichts mehr gegessen und getrunken werden. Danach kann es zu Völlegefühl und Blähungen kommen, mitunter klagen Patienten außerdem über ein unangenehmes Gefühl im Rachen oder über Heiserkeit.

SCHLUSS-WORT

Liebe Leserin und lieber Leser,

es war mir ein Anliegen, dieses Buch zu schreiben, weil ich jeden Tag sehr viele Patientinnen und Patienten in meiner Praxis erlebe, die unter Bauch- und Darmbeschwerden leiden. Die meisten haben selbst schon sehr viel ausprobiert, meist mit keinem oder mit nur kurzzeitigem Erfolg. Viele haben auch schon einen wahren Ärzte-Marathon hinter sich und sind häufig sehr frustriert, weil es die eine Medizin, die alle Probleme beseitigt, nie oder nur in den seltensten Fällen gibt.

Das Wesentliche über unsere Verdauungsorgane haben Sie nun gelesen. Sie wissen jetzt also, wie zentral unsere Mitte für das Wohlbefinden des gesamten Körpers ist und wie sehr alles zusammenhängt. Wie unser Bauch unser Gehirn beeinflusst und auch umgekehrt. Warum unsere Widerstandskraft ihren Ursprung im Darm hat. Wie mächtig die Billionen Mikroorganismen in unserer Darmflora sind und wie empfindlich sie auf alles reagieren, was wir essen und trinken.

Auch wenn Sie sich die Begrifflichkeiten vermutlich nicht alle merken konnten (was auch nicht die Absicht war, denn die können Sie nun jederzeit nachlesen), wissen Sie nun vielleicht besser, woran es liegen kann, wenn es im Bauch rumort oder schmerzt, und was Sie tun können, damit es so weit gar nicht kommt. Zögern Sie nicht, einen Arzt aufzusuchen, wenn die Probleme Ihre Lebensqualität einschränken und mit einfachen Hausmitteln nicht verschwinden. Und nehmen Sie die Vorsorgeuntersuchungen in Anspruch, zu denen Sie eingeladen werden oder zu denen Ihr Arzt Ihnen rät.

Ich hoffe, dieses Buch hilft Ihnen dabei, Ihren Körper besser zu verstehen, und Sie schauen zukünftig gut auf Ihr Superorgan!

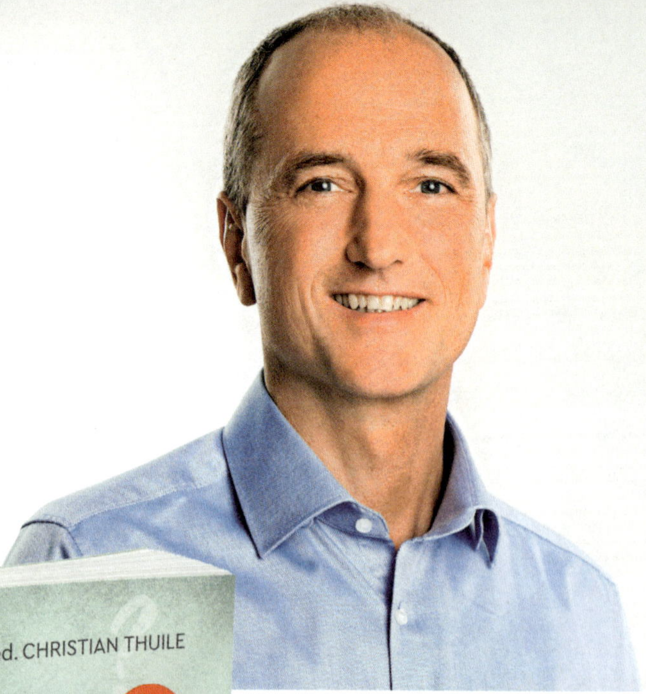

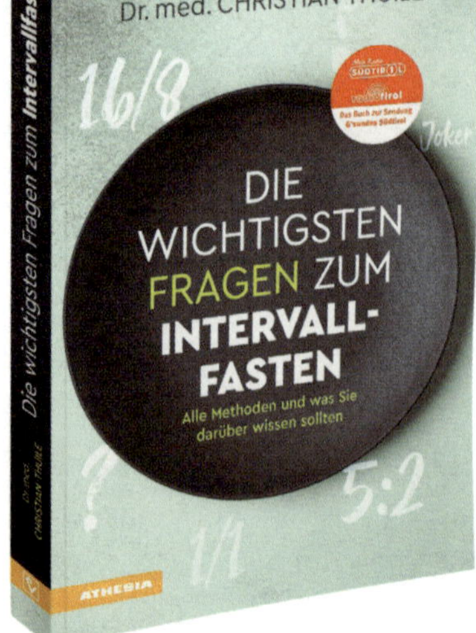

Die wichtigsten Fragen zum Intervallfasten
Alle Methoden und was Sie darüber wissen sollten

ISBN 978-88-6839-472-1

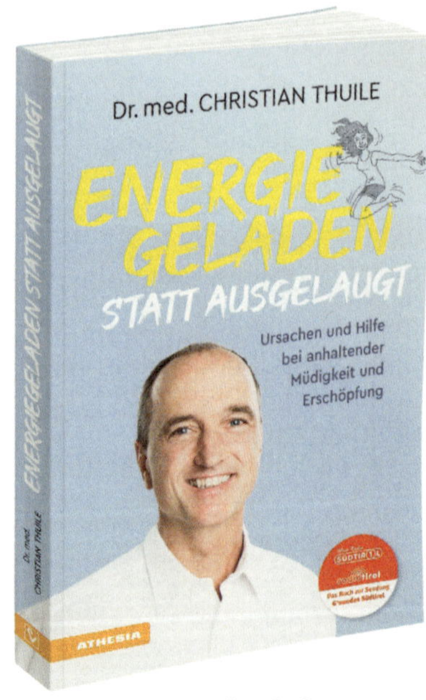

Energiegeladen statt ausgelaugt
Ursachen und Hilfe bei anhaltender Müdigkeit und Erschöpfung

ISBN 978-88-6839-564-3

Gesund mit Dr. med. Christian Thuile

Bienen helfen heilen
Die Apitherapie –
Wiederentdeckung einer Heilkunst

ISBN 978-88-6839-367-0

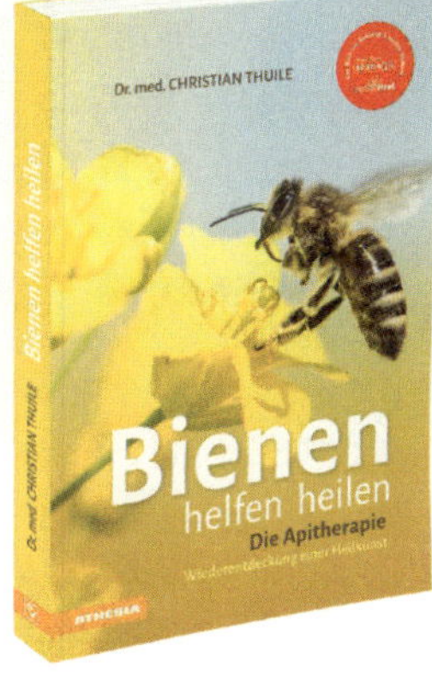

Hausmittel, die wirklich helfen
Heilen mit den
Kräften der Natur

ISBN 978-88-8266-819-8

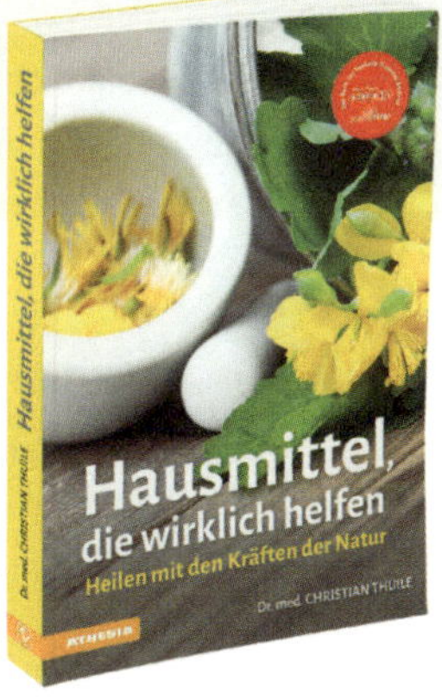

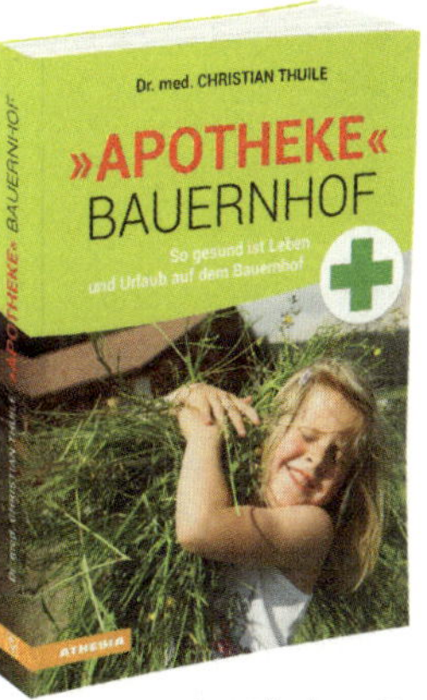

»Apotheke« Bauernhof
So gesund ist Leben und
Urlaub auf dem Bauernhof

ISBN 978-88-6839-366-3

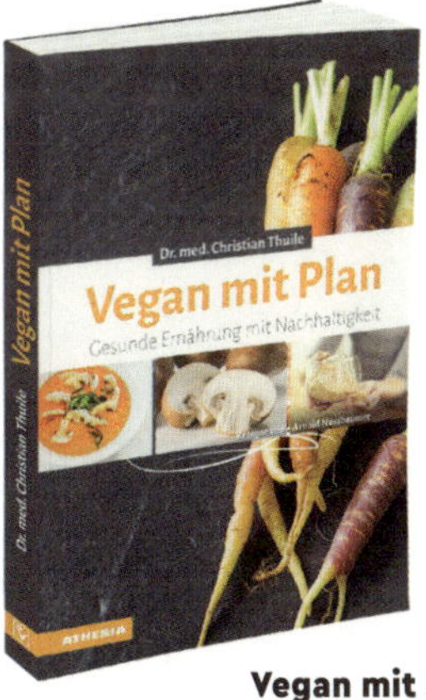

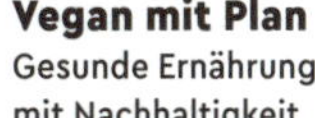

Vegan mit Plan
Gesunde Ernährung
mit Nachhaltigkeit

ISBN 978-88-6839-167-6

ATHESIA-TAPPEINERVERLAG

REGISTER

R

S

T

U

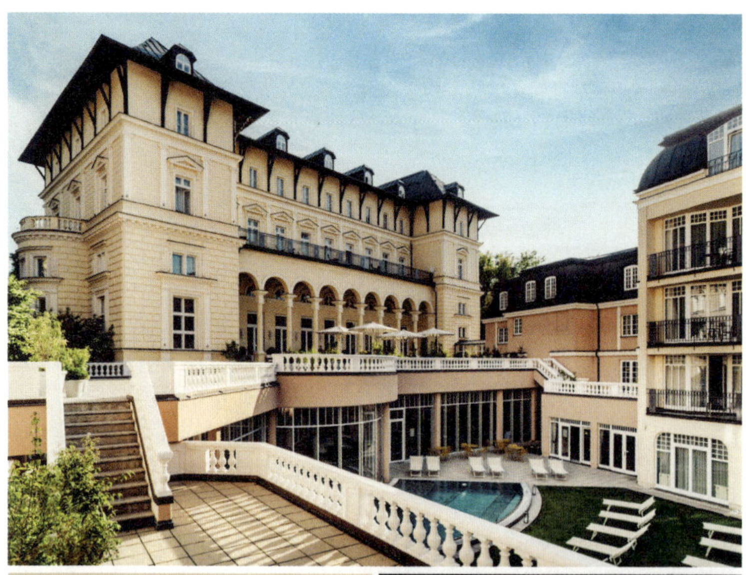
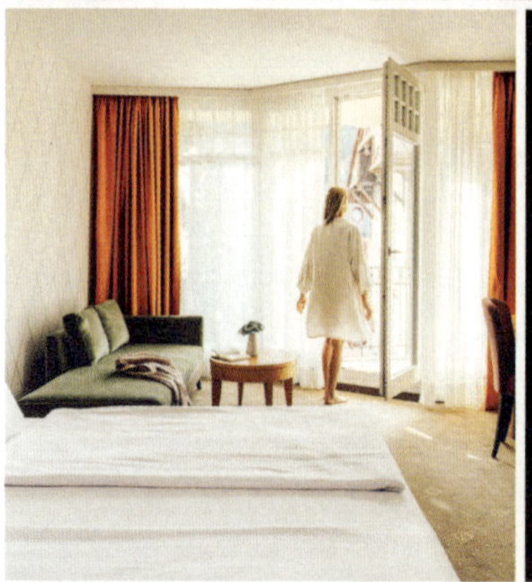
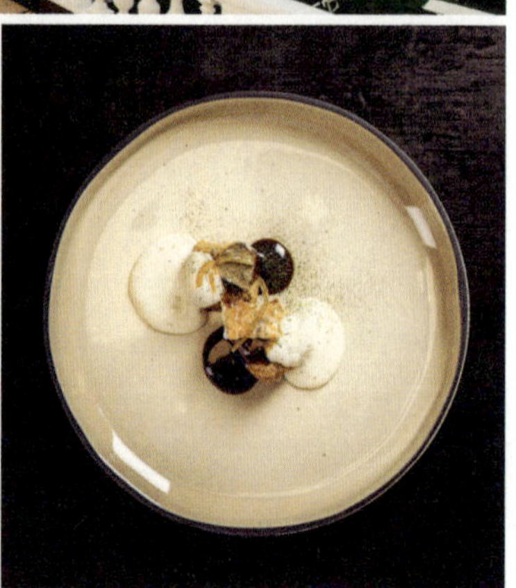
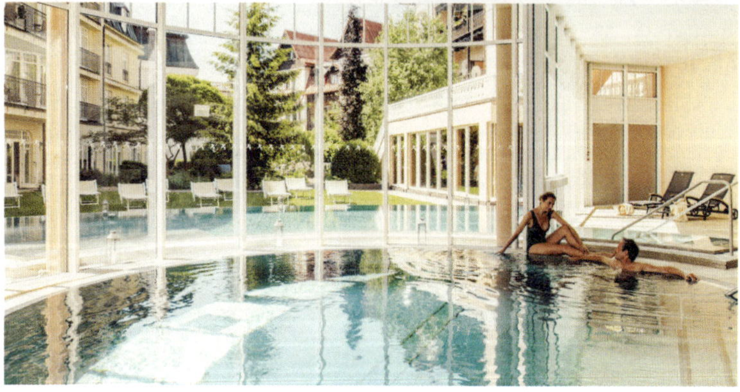

Bibliografische Information
der Deutschen Nationalbibliothek
Die Deutsche Nationalbibliothek verzeichnet diese Publikation in der Deutschen Nationalbibliografie; detaillierte bibliografische Daten sind im Internet abrufbar: http://dnb.d-nb.de

Bildnachweis
stock.adobe.com: Alex (30), Anatomy Insider (44), archivector (Umschlag), Анна Богатырева (14), gritsalak (122), elenabsl (160), Henrie (180), L. Darin (55), luengo_ua (146), merklicht.de (25), phonlamaiphoto (211), Anton Porkin (34), sabelskaya (33), SciePro (16, 21, 23, 28, 31, 37, 38, 41, 72, 158, 186, 195), Tatiana Shepeleva (150, 176)

2. Auflage 2023

Mitarbeit: Brigitta Willeit
Design & Layout: Athesia-Tappeiner Verlag
Druck: Finidr, Tschechien
Papier: Umschlag Symbol Card, Innenteil Munken Print White

Gesamtkatalog unter
www.athesia-tappeiner.com

Fragen und Hinweise bitte an
buchverlag@athesia.it

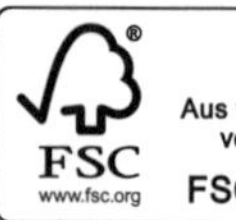

ISBN 978-88-6839-682-4
ISBN 978-88-6839-683-1 (e-Book)

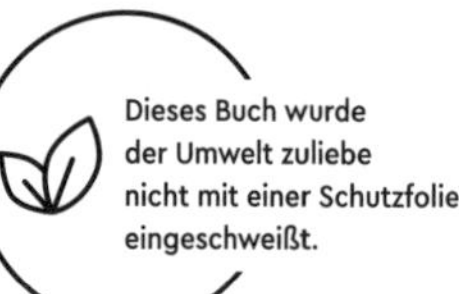